A Practical Guide to Psilocybin,
LSD, Ketamine, MDMA, and DMT/Ayahuasca

The PSYCHEDELIC Handbook

사이키델릭 핸드북

저자 Rick Strassman

한국사이키델릭연구회
Korea Psychedelic Research Group

사이키델릭 핸드북

Psilocybin, LSD, Ketamine, MDMA, DMT/Ayahuasca에 대한 실용적인 가이드

첫째판 1쇄 인쇄 | 2023년 11월 14일
첫째판 1쇄 발행 | 2023년 11월 24일

지 은 이 Rick Strassman
옮 긴 이 한국사이키델릭연구회(대표 역자 전덕인)
발 행 인 장주연
출판기획 임경수
책임편집 김지수
편집디자인 조원배
표지디자인 김재욱
제작담당 황인우
발 행 처 군자출판사(주)
등록 제4-139호(1991. 6. 24)
본사 (10881) **파주출판단지** 경기도 파주시 회동길 338(서패동 474-1)
전화 (031) 943-1888 팩스 (031) 955-9545
홈페이지 | www.koonja.co.kr

* 파본은 교환하여 드립니다.
* 검인은 저자와의 합의 하에 생략합니다.

ISBN 979-11-7068-069-7 (93510)

정가 38,000원

사이키델릭 핸드북

차례

제 3 부
사이키델릭 약물들

제 4 부
실무 지침

머리글

『사이키델릭 핸드북』의 씨앗은 내 어린 시절의 꿈에서 처음 나타났다. 우리의 꿈은 마음 속에 이미 존재하지만 정상적인 의식상태에서는 몹시 모호했던 느낌과 생각을 명확하게 해주는데, 이는 사이키델릭 경험(psychedelic experience)과 매우 비슷하다. 따라서 사이키델릭과 꿈은 둘 다 마음을 표현하거나(mind manifesting) 마음을 드러내는 것이다. 이는 "사이키델릭"이라는 단어에 대한 전통적인 이해이다.

내 꿈은 공중비행과 그에 동반되는 즐거움이었다. 자유와 흥분, 새로운 수준의 자기 친밀감, 내 주변세계에 대한 시선을 사로잡는 시각적 관점이 있었다. 그래서 10대 후반에 처음으로 사이키델릭 경험을 했을 때 친숙하게 느껴졌다. 동시에 나는 개인적인 사이키델릭 경험과 사이키델릭의 작동방식에 대해 더 많이 알아야만 했다. 그 시점부터 대학, 의대, 정신의학 및 임상연구 수련교육을 통하면서 나는 이러한 긴 목표를 결코 놓치지 않았다.

사이키델릭 효과를 만들어내는 물질은 무엇보다도 화학물질, 즉 어떤 특성을 가진 특정 분자이다. 대학에서도 사이키델릭이 마음에 미치는 영향을 이해하는 데에 화학이 필수적이라는 것은 분명했다. 화학은 항상 나를 매료시켰고, 내가 사이키델릭 연구에 뛰어들게 하였다. "연구라는 것은 나를 찾는 것"의 전형적인 사례이다.

첫 사이키델릭 경험을 한 지 20년 후 1990년 맑고 추운 11월 어느 날, 미국 뉴멕시코 알바커키에서 내 꿈은 이루어졌다. 내가 뉴멕시코 대학교의 임상연구 센터에서 시험 지원자의 팔에 강력한 사이키델릭 약물인 DMT를 처음 투여했을 때였다. 미국 국립보건원(National Institutes of Health)이 자금을 지원하고 FDA와 DEA가 승인한 프로젝트로, 엄격한 정신약리학 용량-반응 연구들이었다. 우리는 건강한 자원자에서 DMT와 psilocybin이 무엇을 하는지 알아보려 했다.

나는 이전에 "정신 분자(spirit molecule)"를 연구하면서 멜라토닌의 기능을 사람에서 처음으로 발견했다. 이 연구의 진행을 돕는 소아 신경내분비학 교수와 함께 나는 동일한 정신약리학적 원리를 적용해서 사이키델릭 약물의 효과를 조사했다.

이 연구들로 미국에서 사이키델릭 임상연구의 르네상스가 열렸다. 5년 후에 프로젝트를 완료하기 전까지 나는 50명이 넘는 피험자에게 다양한 강도의 DMT를 400 가지 용량으로 투여했고 20 가지가 넘는 용량의 psilocybin을 투여했다. 이러한 연구 프로토콜은 이후 모든 미국의 연구에서 사용된 규제 및 과학적 플랫폼을 확립했다. 또한 1990년대 초에 뉴멕시코 대학교에서 개발한 사이키델릭 효과의 평가척도는 연구분야에서 지속적으로 널리 사용되고 있다. 이제 우리는 학술, 과학, 미디어, 종교, 치료 및 상업 등 여러 분야에서 사이키델릭에 대한 관심이 폭발적으로 증가하는 것을 목격하고 있다. 따라서 이 약물에 대한 접근성 높고 포괄적이며 중립적이고도 전문적인 소개는 시기적으로 적절하다.

사이키델릭을 알고 가장 잘 사용하는 것은 단순한 과학적 훈련만으로는 부족하다. 또한 정신에 대한, 더 나아가 영(靈)에 대한 다차원적 접근이 필요하다. 이 사실을 깨닫고 나는 뉴멕시코에서 연구를 시작하기 전에 몇몇 영적 그리고 심리적 수련에 오랫동안 참여했다.

심리적 측면에서, 나는 30대에 프로이트 정신치료의 "최적 기준(gold standard)"인 4년의 고전적 정신분석 과정을 거쳤다. 나는 일주일에 최대 5일씩 소파에 누워 분석을 받았다. 의대생으로서 10년 전에 시작된 이러한 분석은 나의 관심과 참여의 절정이었다. 분석하는 동안 나는 심리적으로 유아적이고 무력하며 의존적인 상태에 들어갈 때 드러나는 강렬한 관계에 대한 지식을 얻었다. 두렵고 원초적인 기억과 감정을 탐색하는 데 도움이 되는 단단하고 재치있고 공감적인 가이드를 통해 나는 신뢰의 힘에 대해 배웠다. 나중에 나는 DMT와 psilocybin 자원자들이 혼란스러운 사이키델릭 경험을 할 때 이 분석적 역할 모델로 도와줬다.

영적 측면에서, 나는 유대인으로 자랐고 유대교 성인식도 치렀다. 그러나 나는 20대 초반에 불교에 입문했고, 미국에서 가장 오래된 선종사원 중 하나에서 20년 넘게 공부하고 수행했다. 나는 평신도 안수를 받았고 수년 동안 명상그룹의 설립과 운영을 도왔다.

40대에 나는 유대교의 뿌리로 돌아가 집중적으로 히브리 성서를 공부하기 시작했고, 그 결과 사이키델릭과 히브리 성서 예언에 관한 책이 나왔다.[1] 이 18년 프로젝트에는 히브리 성서, 히브리어, 중세 형이상학 및 신학에 대한 심층 탐구가 필요했다. 그 과정에서 두 명의 훌륭한 멘토가 친절하게 조언을 해주었다. 바로 학술적인 현대 정통랍비와 중세 유대철학을 가르치는 이스라엘의 교수였다.

연구를 벗어나서 사람들을 진료하는 쪽으로 나의 경험은 확장되었다. 11년 동안 학계에 있으면서 다양한 환경에서 정신건강의학과 환자를 치료하기도 했다. 대학을 떠난 후, 나는 13년 동안 개인 클리닉에서 정신치료 및 약물치료를 했을 뿐 아니라 지역사회 정신건강센터에서 일했다. 사반세기 동안 1,000명에 가까운 환자를 진료했는데, 심하게 퇴행된 정신병적 살인자와 마약중독자부터 기능이 좋은 학자, 화이트칼라 전문가 및 예술가에 이르기까지

---

1) Rick Strassman, DMT and the Soul of Prophecy (Rochester, Vermont: Park Street Press, 2014).

다양했다. 내 임상경험은 사이키델릭 연구를 하는 동안 나에게 도움이 되었고, 사이키델릭 연구경험은 내 임상에서 큰 도움이 되었다.

대학교 안팎에서 나는 정신과 레지던트, 의대생, 다양한 분야를 공부하는 대학원생들을 교육하고 멘토링했다. 나는 과학저널에 제출하는 원고의 피어리뷰어 및 편집자로 일했었으며 약 50개의 과학논문을 저술하거나 공동으로 참여했다. 또한 30년 넘게 학계, 정부, 상업 및 비영리 단체에 정기적으로 컨설팅을 해왔다.

내가 2001년 발간한 책인 "DMT: The Spirit Molecule"는[2] 사이키델릭 정신치료자, 연구자 및 신경과학자들에게 영감을 주었다. 이 책은 많은 언어로 출간되었으며 25만 부 이상 판매되었다. 이는 또한 내가 공동참여한 DMT 연구에 대한 다큐멘터리의 근간이 되기도 했다.

마지막으로, 나는 이 약물들을 잘 파악하고 있다. 나는 이 핸드북에서 언급하는 모든 물질이 다양한 방법과 다양한 setting에 보이는 효과를 잘 알고 있다.

개인적, 학문적, 심리적, 종교적인 내 배경을 이렇게 설명하는 의도는 사이키델릭에 대한 나의 접근방식을 강조하고자 함이다. 나는 사이키델릭을 옹호하거나 반대하는 입장에서 글을 쓰는 것이 아니며 이 분야의 초보자도 아니다. 오히려 사이키델릭이 무엇인지, 어떻게 작동하는지, 그리고 그들의 긍정적인 또는 부정적인 잠재력에 대해 우리가 충분히 알고 있다고 나는 믿지 않는다. 그러므로 나의 입장은 우리가 아는 것과 모르는 것, 그리고 그것이 과학적으로, 심리적으로, 영적으로 중요한 이유를 이 책에서 요약하는 것이다.

2) Rick Strassman, DMT: The Spirit Molecule (Rochester, Vermont: Park Street Press, 2001).

서문

사이키델릭(psychedelics)은 1950년대 및 1960년대의 정신의학계에서 '경이로운 약물'이었다. 사이키델릭 약물은 정신의학을 정신분석학적 소파(couch)에서 벗어나 뇌로 이동시켰고, 약물이 뇌의 화학상태를 변화시켜 우리의 의식을 어떻게 바꾸는지를 연구하는 정신약리학이라는 새로운 학문을 열었다. 이 시기에 항정신병약물과 항우울제도 등장했지만, 사이키델릭은 정신건강 분야에서 가장 혁신적이었다. 난치성 기분장애 및 중독장애에 대한 사이키델릭-보조 정신치료, 정신병의 비밀을 푸는 열쇠, 심리치료자의 공감능력을 향상시키는 훈련도구, 창의성과 영적 깨달음으로 가는 지름길 등 사이키델릭의 매력과 역할은 다양했다.

그러나 사이키델릭이라는 별은 떠오르자마자 얼마 안되어 추락했다. 1960년대는 사회적 혼란기였는데 사이키델릭은 여기에 일부 기여한 바가 있었으며, 이에 따라 사람들과 정부는 사이키델릭에게서 등을 돌렸다. 사이키델릭 사용은 지하로 숨어들었고 임상연구들은 20년 동안 중단되었다. 하지만, 지금 사이키델릭은 다시 한 번 주목받고 있다.

우리는 "사이키델릭의 르네상스(psychedelic renaissance)"에 대해 여기저기서 듣기도 하고 읽기도 한다. 세계 최고수준 대학교의 과학자들이 사이키델릭 연구에 열중하고 있으며, 새로운 사이키델릭 연구센터들이 열성적인 독지가들로부터 거액을 지원받아 몇 달마다 새롭게 등장하고 있다. 이러한 사이키델릭의 부흥은 엄청난 벤처 캐피탈을 끌어들이고 있으며, 수많은 새로운 사이키델릭 스타트업들이 경쟁하고 있다. 초기 단계임에도 불구하고 몇몇 신생기업의 가치는 10억 달러가 넘는다.

이 약물들을 둘러싸고 수많은 주장과 반론, 희망과 두려움, 좋은 정보와 잘못된 정보가 소용돌이치고 있다. 과학, 문화, 미디어, 종교, 상업 등 다양한 이해관계가 얽혀 있는 이 문제를 과연 우리는 어떻게 봐야 할까?

나는 이 책을 사이키델릭의 역사로 시작한다. 사이키델릭의 대부분은 자연에서 발생하며 원주민들은 수천 년 동안 이를 사용해 왔다. 그 예를 들면 다음과 같다: "매직"버섯의 psilocybin, ayahuasca의 DMT, peyote 선인장의 mescaline, 두꺼비 독의 5-methoxy-DMT, iboga 식물의 ibogaine, Salvia divinorum의 salvinorin A 등이다. 현대 서양의 사이키델릭 연구는 이러한 물질을 식별하고 분리한 다음에 특성화 및 합성하는 것으로 시작되었다. 이러한 천연물질들을 기초로 하여 나중에 새로운 사이키델릭이 합성되었다: LSD, ketamine, MDMA가 바로 그것이다.

다음으로, 사이키델릭이 신체적 그리고 정서적으로 어떤 느낌을 주는지, 듣고 보는 감각과 사고과정 및 자의식(sense of self) 등에 어떻게 영향을 미치는지에 대해 전반적으로 설명하겠다. 사이키델릭으로 생겨난 의식의 변화된 상태는 정신병, 꿈, 영적 체험과 같이 비약물적으로 변화된 의식 상태와 공통적인 특징이 있다. 이런 유사성 때문에 사람들은 이 약물을 수많은 이름으로 불렀다. 나는 이 이름들을 풀어보고, 우리가 사이키델릭으로 부르는 것들이 그 기능을 상당 부분 정한다고 제안한다.

나는 지난 50년 동안 치료 및 건강증진의 도구로서 이러한 약물의 잠재적 이득에 대해 알게 된 내용을 논의한다. 그러나 사이키델릭만큼 강력한 약물도 "좋은" 효과만 있는 것은 아니며, 여기서는 부작용에 대해서도 살펴볼 것이다.

다음 3개의 장에서는 사이키델릭이 생물학적, 심리적으로 어떻게 작동하는지에 대해 알려진 바를 요약한다. 이 '작동기전' 장에서는 내가 가장 좋아하는 주제 중 하나인 중세 형이상학(medieval metaphysics)과 이 오래된 학문이 사이키델릭의 복잡한 효과를 이해하는 데 어떻게 도움이 되는지 살펴본다. 그렇다면 사이키델릭의 '영적' 속성은 과연 어떠한가? 이는 무엇이고, 어떻게 생겨났으며, 이에 대한 우리의 믿음이 어떻게 종교적 편협함이란 위험한 비탈길로 이끌 수 있었을까?

사이키델릭은 다른 어떤 약물보다 정신-신체의 간극을 이어준다. 이 약물들의 생물학적 효과와 심리적 효과는 따로 떼어볼 수 없다. 이 약물의 생물학적 효과는 우리의 경험을 수정하고, 우리의 경험은 약물의 생물학적 효과를 수정한다. 이것은 "set과 setting"이라는 중요한 개념으로 이어진다.

"Set"은 약물을 투여할 당시의 우리 상태를 의미하며, "setting"은 약물을 투여하는 환경을 의미한다. 이 두 가지 요소는 사이키델릭의 경험이 독특한 형태로 나타나는 각자의 방식을 결정한다. 긍정적 또는 부정적 경험, 도움이 되거나 해로운 경험, 아이디어로 가득 차거나 즐거움으로 가득 찬 경험은 모두 set과 setting의 이슈와 관련된다. 따라서 set과 setting은 사이키델릭의 만병통치약과 같은 효과를 설명하는 데 도움이 된다. 사이키델릭에게서 우리가 원하는 것이 무엇이든 이 약물은 그렇게 한다.

나는 set과 setting 현상이 위약반응의 미스터리, 즉 우리의 믿음과 주관적 경험이 어떻게 생물학 상태를 수정하는지를 푸는 데 도움이 된다고 본다. 이 퍼즐의 한 조각은 사이키델릭이 뇌에서 새로운 뉴런의 성장을 자극하고 신경연결의 복잡성을 증가시킨다는 흥미로운 새로운 연구이다. 이것이 바로 사이키델릭의 "정신형성(psychoplastogenic)" 효과이다.

다음으로 각 사이키델릭의 역사, 식물학, 약리학, 일반적인 복용량, 복용방법 등에 대해 기술한다. 각 약물의 시간경과, 부작용을 포함한 독특한 심리적 및/또는 생물학적 효과, 법적 상태 등을 검토한다.

모든 핸드북은 실용적 사용법에 대한 조언을 제공해야 한다. 따라서 이 책에서 가장 긴 장은 바로 그 역할을 맡는다. 나와 출판사는 마약복용이나 위법을 옹호하지 않지만, 호기심에 이끌려 여기에 뛰어들고 그에 따른 위험을 감수하는 사람들이 있게 마련이다. 따라서 이득을 극대화하고 부정적인 결과를 최소화하기 위한 모든 조치를 하는 것이 중요하다. 이 장에서는 다양한 setting에서 사이키델릭을 투여하는 사람들의 성적 및 기타 유형의 남용에 대한 대중의식이 높아지고 있다는 점도 다룬다.

사이키델릭 약물을 사이키델릭해지지 않을 정도로 소량 복용하는 microdosing이 점점 보편화되고 있다. Microdosing에 대해 알고 있는 사실과 아직 모르는 사실에 대해 정리해 본다. 사이키델릭의 법적 환경은 빠르게 변화하고 있으며, 다음 장에서 "비범죄화"와 "합법화"의 최신 동향을 살펴볼 수 있다. 결론에서 나는 이 핸드북의 집필 의도, 즉 교육자료로서의 활용을 강조하고, 이 분야의 향후 발전에 대한 나의 열정을 공유한다.

역자 서문

사이키델릭은 오랫동안 정신의학계에서는 생소한 단어였다. 오히려 예술계에서 널리 사용되면서 대중들에게 친숙하게 다가왔다. 그러나 사실 1950-1960년대에 사이키델릭은 정신질환의 치료제로서 높은 가능성을 주목받던 약물이었고 이 시기를 사이키델릭의 1차 물결이라고 한다. 아쉽게도 그 당시 사회 및 정치적 상황과 마약류의 범람으로 인해 통제의 목소리가 커지면서 치료제로서의 사이키델릭의 가능성은 무시되었다. 1970년에 미국의 통제물질법을 비롯한 각국의 규제때문에 사이키델릭이 가진 다양하고도 매력적인 잠재성이 미처 조사되거나 연구되지 못하고 땅에 묻히게 된 셈이다.

수십년의 어두운 시간을 지난 요즘을 사이키델릭의 르네상스라고 한다. 2차 물결인 셈이다. 마치 지하에 묻혀서 잊혔던 귀중한 유물이 발굴된 모양새이다. 사회와 학계의 관심이 남다르고 수많은 연구와 투자가 이루어지고 있다. 마취제 및 남용약물로 알려졌던 ketamine이 우울증 치료에 의학적 용도로 사용되기 시작하면서 다른 사이키델릭 약물들도 더불어 그 가치가 재평가되고 있다.

과거의 정신약물의 역사를 보면, 정신질환을 치료하기 위한 약들은 여러 가지가 개발되어 사용되었다. 가장 대표적이고도 선도적인 약물은 선택적 세로토닌 재흡수 억제제(SSRI)의 하나인 Prozac이다. 이 약물은 사실상 정신질환을 약물로 치료할 수 있다는 믿음을 대중에게 널리 알리는 계기가 되었고,

"기적의 약물"이라고 소개되기도 했다. 이후에 다양한 치료약물들이 세상에 등장했다. 마치 조만간 정신질환이 정복될 뉘앙스를 진하게 풍기면서. 과연 그러했는가? 이러한 새로운 약물들이 각자 장점을 내세우면서 사용되고 그로 인해 많은 환자들에게 도움을 준 것은 부인하기 어려운 사실이다. 그러나 기존의 약물에는 아직도 여러 한계가 있다. 쉽게 치료되지 않는 질환, 그리고 치료에 반응하지 않는 환자들이 존재하고 있기 때문이다. 치료저항성 우울증, 반복되는 자살 및 자해, 양극성장애의 우울증, 외상후 스트레스장애, 물질사용장애, 도박 및 게임중독, 강박장애, 인격장애, 자폐스펙트럼장애, 섭식장애 등 너무나 많다. 이들 환자들은 본인을 비롯하여 주위 가족들도 고통받을 뿐 아니라 의료진들의 의욕도 빼앗아 가고 있다.

사이키델릭은 우리가 쉽게 해결하지 못하고 있는 이러한 질환에서 가능성을 조금씩 보여주고 있다. 아직까지는 이러한 이득보다는 위험성이 더 알려져 있어서 임상에서 사용하기에는 갈 길이 멀다. 과도하게 알려진 위험성도 재평가 받아야 할 뿐 아니라 치료적 효용성도 점차 연구되고 증명되어야 한다. 물론 사회, 제도, 법률 등의 인정도 획득해야만 한다. 그래서 기존의 치료로 회복되지 못하고 여전히 고통받는 사람들이 행복한 삶을 살게 되는 특별한 계기가 되길 바란다.

이 책의 저자도 무척이나 강조하지만 사이키델릭 약물의 사용에서 set과 setting의 개념은 중요하다. 우리에게 익숙한 단어는 아니며, 역자들은 고심 끝에 번역하기 보다는 영어 그대로 사용하기로 했다. 또한 다른 생소한 이름들도 흔하게 등장하는데, 이 또한 원어를 살려서 독자들이 따로 검색하는데 불편하지 않도록 했다. 이 책에서 독자들은 전혀 접하지 못했던 새로운 분야를 알게 될 것이고, 앞으로 나아가는 디딤돌이 되리라고 믿는다.

지금의 사이키델릭 르네상스를 맞이하여 사이키델릭이 성공할지 실패할지는 예측하기 어렵다. 정말 하나의 물결처럼 또 지나가 버릴지도 모른다. 그래도 이러한 물결에 대한 준비는 되어 있어야 한다. 사이키델릭에 관심이 있는 정신건강의학과 의사들끼리 미래에 대한 대비를 하고자 "한국사이키델릭 연구회"를 조직했다. 비록 한국에서 수준 높은 연구를 진행하긴 어렵지만 적어도 지식을 나누는 모임은 있어야 한다고 생각했다. 이렇게 연구회를 만들고 운영하는데 많은 도움을 주신 대한정신약물학회의 박원명 고문, 이상열 이사장, 우영섭 총무이사, 학계 동료 등 여러분에게 감사의 말을 드린다.

2023년 9월

대표 역자 전덕인

제 1 부

사이키델릭 약물이란 무엇인가?

제 1 장

사이키델릭이란 무엇인가?

사이키델릭 약물(psychedelic drug)은 정신상태 혹은 의식상태를 변화시키는 물질로, 의학의 많은 분야에서 관심을 가지고 있는 물질이다. 이러한 사이키델릭의 효과는 조현병 또는 기타 정신병적 장애에서의 경험이나, 죽음과 유사한 임사체험 혹은 영적 경험, 심지어는 외계인에게 납치된 경험에 비유하기도 한다. 평소와 다른 소리를 듣거나, 다른 것을 보게 되는 독특한 정신의 변화를 유발한다. 의식의 깊은 내면을 여행하는 동안 자신의 몸 감각을 잃어버릴 수도 있다. 참을 수 없는 강렬한 쾌감(esctasy) 또는 극도의 공포, 아니면 두 가지 모두를 경험하거나 아예 아무것도 경험하지 못할 수도 있다. 새로운 아이디어, 감정, 깨달음이 홍수처럼 마음에 넘쳐나기도 한다. 환각의 세계에 사는 지능을 가진 생명체와 만나서 상호작용을 할 수도 있다. 이 생명체는 치유 능력이 있거나 뭔가를 가르쳐 주거나 사랑하거나 아니면 적대적이어서 위협적인 존재일 수도 있다. 이러한 사이키델릭의 효과가 어떤 것이든 간에 사이키델릭 경험의 특징은 그 경험이 실제 이상으로 생생하다고 느끼는 것이다. 연기흡입이나 주사투여 방식으로 수초 후에 효과가 시작되는 물질도 있고, 경구로 삼킨 후에 18시간 이상 지속되는 것도 있다.

역사

사이키델릭 효과가 있는 버섯, 식물, 심지어는 동물들이 아메리카대륙의 종교생활이나 사회생활에 필수적인 역할을 했다. 1500년대 스페인이 라틴아메리카를 정복하면서 원주민들의 종교적, 사회적 활동은 가톨릭 교회로부터 마녀사냥, 혹은 이교도 관습으로 치부되었고 사이키델릭에 대한 과학적, 의학적 또는 인류학적 연구는 매우 어려워졌다. 지금은 과거 원주민들의 삶의 지혜를 겨우 다시 이해하려고 하지만 중세시대의 편협한 사고의 잔재는 지금까지도 남아있다.[1)]

현대의 사이키델릭 연구는 1890년대에 독일 화학자 Arthur Heffter가 peyote 선인장에서 mescaline을 분리하면서 시작되었다. 이 식물은 현재 북아메리카 원주민의 중요한 종교행사의 성체의식에 사용되지만[2)] 이 식물의 사용기록은 아즈텍 시대부터 남아있다. 그러나 당시의 정신의학 분야에서 mescaline 연구는 별 진전이 없었다. 그 이유로는 매우 불쾌한 소화계 부작용이 있지만, 더 중요한 이유는 20세기 초반 정신의학에 대한 프로이트의 지배적 영향력이었다. 정신분석의 창시자이며 cocaine의 애용자로 잘 알려진 프로이트는 종교와 영적인 분야에는 관심이 없었으며, 그의 정신분석 이론에서는 유아기적 성향이 정신과적 증상의 원인이며, 유아기적 성향을 포기하는 것이 근본적인 치료라고 주장하였다. 따라서 mescaline이 정신치료에 도움이 된다는 몇몇 연구결과에도 불구하고 원초적인 심리상태에 연관되는 결과로 인해 널리 사용되지 못했다.

---

1) 어떤 저명한 미국 정신건강의학과 의사는 이러한 입장을 "pharmacological Calvinism"이라고 했다. 이는 약물을 즐거움, 창조성 또는 영적 목적으로 사용하기 보다는 오직 질병 치료를 위해서만 처방하고 복용한다는 신념을 뜻한다.

2) 7장에 더 많은 내용이 있다.

프로이트 심리학은 2차 세계대전 이후에 관심을 잃었다. 프로이트 심리학은 효과가 느리고 모호하였으며 비용이 비쌌다. 이 때문에 전쟁에서 돌아온 참전용사들의 정신질환을 치료하는데 있어서 정신의학계는 새로운 치료모델을 탐색하게 되었다. 1940년대 중반의 LSD 효과의 발견은 특히 행운인 셈이었다.

스위스 바젤의 산도스제약(지금은 노바티스)의 화학자 Albert Hofmann이 1930년대 말에 LSD를 합성하였다. 그러나 수년 후에 개발자가 우연히 먹어보고 나서야 LSD가 정신상태를 바꾼다고 알게 되었다. 불과 백만 분의 1그램의 LSD가 뇌의 세로토닌에 미치는 영향은 실로 엄청나서 대중과 학계의 많은 관심을 받았다. LSD로 인하여 세로토닌이 사이키델릭과 관련이 있는 첫 번째 신경전달물질로[3] 밝혀졌다. 이후 약물이 어떻게 정신 상태에 영향을 미치는가에 관한 연구가 시작되었다.

이후 수십 년이 지나면서 LSD와 관련 물질들로 인하여 뇌가 어떻게 작동하는지에 대한 새로운 이해를 하게 되었다. 치료가 어려운 우울증, 중독, 자폐증, 소시오패스, 통증, 임종에 다가오는 절망 등을 겪는 환자들에게 희망의 가능성을 보여주었다.

하지만 LSD가 연구실 밖에서 일반인들이 사용하기 시작하면서 이러한 유망했던 연구들은 쓸모가 없어졌다. 특히 1960년대에 LSD의 사용이 전국적으로 확산하면서 사회불안을 높혔으며, 특히 미국의 베트남 반전시위에 영향을 미쳤다. 연구용 LSD 사용은 안전하였으나, 연구실 밖에서 통제되지 않은 약물의 사용으로 사회가 점차 아수라장이 되었다. 자살, 폭력, 기형아, 유전체 손상, 정신병 등의 폐해가 늘어나기 시작했다. 더군다나 한창 성장해야 하거나, 겨우 사회에 적응하고 있는 젊은이들이 우발적인 setting에서 술이나

3) 신경전달물질은 인접한 신경세포가 서로 소통하게 하는 화학물질이다.

다른 약물과 함께 용량도 모르는 약물을 먹었던 것이다. 그로 인해 응급실과 정신과 병동은 LSD의 희생자들로 꽉 차 있었다. 결국 공중보건의 위기가 닥쳐오게 되었다. 전 하버드대 심리학자이자 LSD 연구자에서 옹호자로 변신한 Timothy Leary는 수많은 시위대 앞에서 "Turn on,[4] tune in, and drop out"라고 하면서 당시 지배적인 정치구조를 뒤집으려 촉구한 것은 당시의 어쩔 수 없는 사태였다.

학계에서의 논쟁도 지속되었다. 사이키델릭으로 영적이고 자기초월적이며 신비로운 경험을 하는 것이 장점이 된다는 믿음은 결국 '신비스러운 경험'이 사이키델릭의 장점이라고 믿게 하였다. 더군다나 이러한 과학과 종교가 혼재된 주장으로 인하여 'entheogen(내 안에 신을 만들어 내는)'이라는 용어를 정신과 또는 비정신과 영역에서 사용하게 되었다. 점차 과학적 연구와 종교 사이의 경계가 모호해졌고, 이러한 과학과 종교의 혼재로 인하여 초창기 미국의 사이키델릭 연구를 재정적으로 지원한 국립보건원(NIH)과 정부 관계자들을 불편하게 만들었다.

비도덕적 사용

1950-60년대에 미 정보당국과 군당국 및 몇 나라는 사이키델릭을 잠재적 화학무기라고 간주했다. 이러한 상황에서 윤리적 제약은 거의 없었고 대상자의 동의도 최소한이거나 아예 없었다. 미국 정부는 사창가에서 LSD 또는 다른 약물들을 '자백 약(truth serum)'으로 사용할 가능성에 대해 비밀실험을 시행하였다. 다른 연구로는 집단의 건강에 치명적이지 않지만 정신을 쇠약하게 하거나 세뇌시킬 목적으로 사이키델릭 약물을 공중에 분산시키는 연구를 진행했다.

4) 즉, 사이키델릭을 투여한다.

이러한 연구는 모두 실패로 돌아갔다. LSD 효과는 예측할 수 없어서 자백약으로 사용하기에 부적합했다. 미군 대상의 실험에서도 정신을 허약하게 만드는 효과는 불분명했고, 오히려 지형 또는 기후 변수로 인해 분산이 어려웠다. LSD를 이용해 개인을 세뇌하여 유능한 암살자로 육성하려 하였으나 세뇌에는 기존 성격이 더 중요했다. 즉 평화를 사랑하는 사람을 암살자로 만들지는 못했다. 반면에, 암살자와 유사한 성격의 소유자라면 아예 LSD가 필요 없었을 것이다.

1970년의 통제물질법(Controlled Substances Act)

정치적, 보건의학적, 군사적 난국으로 인하여 미 국회는 결국 1970년에 통제물질법(Controlled Substances Act, CSA)을 통과시켰다. 이 법에 따라 인간에 관한 사이키델릭 연구는 금지되었다. 그럼에도 불구하고 사이키델릭은 CSA 통과 이후에도 전과 비슷한 정도로 암암리에 사용되었다. 21세기에 들어 사이키델릭을 저용량으로 사용하면서 부작용은 엄청나게 감소했다. 또한, 50여 년간의 사이키델릭 사용으로 더 안전한 사용법과 부작용을 해결하는 방법들에 관한 지식이 쌓여갔다.

임상연구는 중단되었지만, 동물연구에 대한 규제는 느슨하였기에 동물연구는 지속되었다. 결과적으로 LSD를 포함한 사이키델릭과 세로토닌과의 연관성에 대한 이해가 높아지면서 우울증, 정신병, 두통과 오심/구토 등에 독성이 적으면서 더 효과적인 치료약을 개발하게 되었다.

Set과 setting

사이키델릭이 널리 주목받았던 초창기에 알게 된 점은 약물효과를 경험하는데 set 또는 setting의 역할이 중요하다는 것이다. 이 개념을 통해서, 왜 같은 상황에서, 동일한 약물과 동일한 용량을, 서로 다른 사람들에게 투여했을 때 서로 다른 반응이 나오는지를 이해할 수 있다. 또한 같은 사람에게 동일한 용량의 약물을 투여하였을 때 투여 환경에 따른 반응이 다른 현상을 이해하게 된다. 이 책 전반에서 이 개념을 강조한다. 우선 여기서 그 개념을 소개하자면 다음과 같다.

"Set"은 사이키델릭을 복용하는 사람의 상태를 가리키며, 여기에는 신체적 정신적 건강상태도 포함한다. 여러 가지 약을 먹거나, 과음하거나, opiate를 남용하거나 하면 그 사람은 병든 것인가? 아니면, 매일 운동을 하고, 적절한 잠을 자고, 건강식을 유지하면 건강한 것인가? 우울, 공황발작, 또는 일상의 다양한 스트레스 요인은 어떠한가? 지지적인 사회관계를 유지하고, 세상을 즐기고 있다면 행복으로 충만한 것인가? 전에 사이키델릭을 경험해 보았다면 그 경험은 어떠하였는가? 예를 들면 우주로 가는 황홀한 여행이었는지 아니면 지옥의 나락으로 떨어지는 공포 여행이었는지?

'Set'은 기대와 의도를 포함한다. 예를 들면 어떤 일이 일어날 것을 기대하는지, 그 목적이 무엇인지, 바라는 것과 두려운 것은 무엇인지? 암이 없어지기를 바라는지, 아니면 죽어가는 것을 순순히 받아들이기를 원하는지를 포함한다. 또한 'set'은 사이키델릭을 무엇이라 여기고, 어떤 역할을 하며 어떻게 하는지 등의 사이키델릭에 대한 믿음도 포함한다. 이러한 믿음에 따라, 내면에 신을 만들어낸다면, 'entheogen'라 하며, 일시적인 환각을 유발한다면 'psychotomimetics'라고 표현할 수 있고, 아니면, 사람의 마음속에 이미 존재하는 것을 드러내면 'psychedelics'라 표현하기도 한다.

'Setting'은 사이키델릭을 사용하는 장소가 실내 또는 실외인지, 혼자서 하는지 또는 친구와 함께인지, 연구목적인지 파티목적인지 등의 외적 환경에 관한 용어이다. 또한 약물효과를 경험하는 모든 사람들의 'set'을 포함하는 개념이다.

따라서 많은 인간관계 요인이 작용한다. 예를 들어 그 집단이 우호적인지, 적대적인지, 중립적인 사람들인지? 과학자인지, 치료자인지, 아니면 영적 형제들인지? 사이키델릭을 제공하는 이유가 무엇인지, 그것을 사용하면서 기대한 효과는 무엇이며, 그리고 심지어는 그 대가로 무엇을 원하는지도 포함된다.

인간 연구

사이키델릭 임상연구는 CSA와 그와 유사한 국제법이 제정된 후 약 20년 동안 휴식기에 들어갔다가 1980년대 유럽과 미국에서 변화의 움직임이 시작되었다. 1989년에 독일에서 mescaline을 이용한 연구가 발표되었고, 그 직후에 뉴멕시코 대학교에서 내가 연구한 DMT 논문도 발표되었다. 뉴멕시코 연구로 인하여 미국 내에서 사이키델릭 연구를 허가받을 수 있도록, 행정적 제반 규제와 과학적 절차가 만들어졌다. 애리조나 대학교에서 강박증 환자를 대상으로 한 psilocybin 연구, ULCA와 웨인 주립대학교에서 진행한 건강한 자원자를 대상으로 한 MDMA 연구, 마이애미 대학교에서 시행한 ibogaine 연구, 존스홉킨스 대학교에서 시행한 psilocybin 연구들이 이 시기에 이루어졌다. 이중 존스홉킨스 연구는 영적 경험을 강조하였기에 대중의 관심을 받기도 했다.

연방관료들과 연구기금 단체의 신세대 리더들은 이전 시대보다 사이키델릭을 더 열린 시각으로 바라보았다. 사이키델릭의 긍정적 사용경험이 있는 이들은 사이키델릭 연구가 더 활발해지기를 바랐다. 또한 50년이 지나면서 초창기 사이키델릭의 안 좋은 기억들이 희미해지는 시기이기도 했다. 그리고 정신의학적 치료가 한계에 부딪치면서 과거 1950년대와 60년대에 사이키델릭이 대안적 치료제가 된다는 가능성을 다시 생각하게 되었다. 또한 COVID 판데믹의 희생자들의 정신건강은 더 나은 치료법을 요구하는 시기이다. 즉, 기존 치료제가 못하는 것을 사이키델릭이 할 수 있다는 희망을 주었다.

사이키델릭 약물의 종류

자세한 내용은 이후에 다루겠지만 여기서는 중요한 일반 용어들을 소개한다.

"전형적(classical) 사이키델릭"은 두 가지 종류의 주요 화학물질인 tryptamine과 phenethylamine 계열 중 하나에 속한다.

DMT, 5-methoxy-DMT,[5] psilocybin은 tryptamine 계열의 사이키델릭이다. 이 물질들은 그 화학 구조에 tryptamine을 갖고 있다. Tryptamine은 식물이 스스로 만들거나 동물은 섭취한 tryptophan을 변형하여 만든다. 이 tryptamine에 2개의 메틸기를 붙이면 dimethyltryptamine(DMT)이 되는 것처럼 tryptamine은 가장 기본적인 화학구조가 된다. 이와 같은 과정으로 체내에서 DMT와 5-methoxy-DMT를 합성한다. 식물성 DMT는 많은 인기를 끌고 있는 ayahuasca의 주성분이다. 5-methoxy-DMT는 소노라 사막에 사는 두꺼비 독의 활성성분이며 연초로 피운다. 매직버섯(magic mushroom)에서 유래한 psilocybin은 버섯같은 진균류에 존재한다.

사물 분류에 대한 시각이 모두 다르듯, 사이키델릭 연구자들도 크게 분류하기도 하고 세분하여 분류하기도 한다. 사이키델릭을 크게 분류하는 집단에서는 LSD와 ibogaine을 모두 tryptamine으로 분류한다. 하지만 세세하게 분류하는 집단에서는 LSD는 조금 더 복잡한 화학물질 계열인 ergoline으로 분류한다. 이런 분류의 어려움이 있어도 LSD는 기본적으로 tryptamine의 구조를 가지고 있기에 tryptamine 계열로 분류하는 것이 일반적이다. 여러 곡물

5) 또는 "5-MeO-DMT."

에서 자라는 곰팡이의 한 종류인 맥각균(ergot)을 화학적으로 변형한 산물이 LSD이다. 아프리카 사이키델릭인 ibogaine은 tryptamine을 포함한 더 크고 복잡한 분자를 형성하지만 그것도 역시 tryptamine 계열이라고 부른다.

전형적 사이키델릭의 다른 계열은 phenethylamine이며 가장 유명한 약물이 peyote 선인장에서 추출한 mescaline이다. 전형적 사이키델릭은 아니지만 amphetamine과 methamphetamine도 여기에 속하며, 전형적 사이키델릭이 아닌 MDMA도 phenethylamine 계열의 약물이다.

합성물질인 ketamine은 전혀 다른 계열인 arylcyclohexylamine에 속한다.

예언자의 민트(Diviner's mint)로 알려진 Salvia divinorum에서 유래한 salvinorin A는 다른 계열에 속한다. 다른 사이키델릭과 달리 질소를 함유하는 알칼로이드가 아니기에 조금은 독특하다. 이 약물은 조향과 채색에 사용되는 천연물질의 분야에서 필수적인 terpene계열이며 대표적 물질은 turpentine이다.

신체 효과[6)]

전형적 사이키델릭은 심박동수와 혈압을 상승시킨다. 경구복용을 할 때는 그러한 효과가 두드러지지 않을 수도 있지만, 주사나 담배로 피우거나 코로 흡입하는 경우에는 DMT와 같은 단기성 약물들의 심혈관계에 대한 효과

6) 다음 두 섹션인 "신체 효과"와 "심리 효과"에서는 주로 전형적 사이키델릭에 대해 설명한다. 이 핸드북의 다른 화합물인 MDMA, ketamine 및 salvinorin A는 전형적 물질의 특징 중 많은 부분을 공유하지만 모든 특징을 공유하진 않는다. 다음 장에서 각 "비전형적" 화합물을 논의할 때 이러한 차이점을 강조할 것이다. 그럼에도 불구하고 여러 물질들 사이에는 차이점보다 유사점이 더 많다. 또한 마리화나/대마초의 사이키델릭 효과에 대해 점점 알아가고 있지만, 이 핸드북에서는 다루지 않는다. 그러나 대마초가 사이키델릭 효과를 일으킬 수 있는 만큼, 여기서 설명하는 내용의 상당 부분은 대마초와 관련이 있다.

는 매우 커서 심장질환이 있는 사람에게 치명적일 수 있다.

체온증가도 유발한다. 전형적 약물에 의한 체온증가는 위험하지 않지만, MDMA에 의한 체온상승은 위험할 수 있다. 특히 전해질이 포함된 수분을 마시지 않은 상태에서 사람이 많고 열기가 뜨거운 곳에서 MDMA를 과량 복용하면 위험하다.

전형적 사이키델릭은 항상 동공확장을 유발한다. 그래서 빛에 대한 감수성이 증가하고 시야가 흐려지기도 한다. 오심과 구토는 대부분의 사이키델릭에서 유발될 수 있지만, ayahuasca와 mescaline을 함유한 peyote를 빼면 대개 오래가지 않는다. Mescaline에서 소름 돋음(goose bumps)은 흔하다. 특히 사이키델릭 효과 초기에 머리가 곤두서는 느낌(hair-standing-on-end)과 함께 소름 돋음이 동반된다.

심리 효과

사이키델릭은 인간의 의식에 다양한 영향을 미친다: 지각, 신체 자각, 감정, 사고, 자아감각(sense of self). 한 가지 또는 동시에 여러 가지의 정신기능을 변화시킨다.

현대 사이키델릭 화학의 아버지인 Alexander "Sasha" Shulgin은 정신활성 물질을 3가지로 분류했다. 우선 '↑(up)' 계열은 amphetamine, cocaine, caffeine과 같은 자극제로 에너지 수준, 기분, 집중력을 높인다. 두 번째 '↓(down)' 계열은 알코올, benzodiazepine 등의 안정-수면제로, 차분하게 진정시키고 움직임과 생각의 속도를 느리게 한다. 세 번째 '★ (star)'계열의 물질은 사이키델릭으로, 의식의 다양한 측면에 영향을 준다.

사이키델릭 경험에서 감각의 변화를 주로 겪는다. 더 밝게 보이거나 어두워 보이거나, 모양이 변형되거나 녹아내리거나, 사물이 커지거나 작아진다.

눈을 뜨거나 특히 감을 때 다양한 색이 보이거나 기하학적인 무늬나 소용돌이 또는 만화경 모양으로 보이거나, 알아볼 수 없는 생물 또는 무생물이 보이기도 한다. 또한 부드럽거나 날카롭게, 시끄럽게 또는 아늑한 소리가 들리기도 한다. 침묵으로부터 나오는 사람 목소리, 기계소음, 노랫소리, 바람 소리, 메아리를 듣기도 한다.

사이키델릭은 2가지 감각을 통합시키는 공감각(synesthesia)을 유발하기도 한다. 흔한 예는 '보이는 소리(seeing sound)'이다. 심지어는 실제 외부로부터 들리는 음악소리가 우리 마음에 색깔을 만들어 보이게 만든다. "눈으로 볼 수 있는 것들을 듣는다"가 그 예이다.

우리 몸도 다르게 느껴진다. 몸에 열감과 냉기, 가볍거나 무거움, 더 큰 것과 작은 것이 변하면서 느껴질 수 있다. 또한 피부도 더 예민해지거나 둔감해진다. 미각과 후각도 유쾌하거나 불쾌해진다. 또한 신체의 존재 자체가 완전히 없어질 수도 있고, 미지의 세계에 사는 것처럼 느낄 수도 있다.

감정도 메마르거나 과도해지거나, 감정변화가 심해지거나, 너무 압도되거나 아예 감정이 없어지기도 한다. 행복과 슬픔, 불안과 평안함, 경악과 황홀감과 같은 정반대의 감정을 동시에 느낄 수 있다. 오랫동안 나를 힘들게 했던 감정적 문제가 해결되기도 한다. 타인의 감정을 공감하기도 하고, 아예 공감능력이 없어지기도 한다.

생각도 명료해지거나 혼란스럽거나, 빨라지거나 느려진다. 새로운 아이디어나 통찰력이 생겨나거나 반복된 생각에 사로잡히거나 아예 생각이 멎어버리기도 한다. 시간이 느리게 또는 빠르게 흘러간다. 5분이 수년처럼 느껴지고, 수 시간이 몇 분처럼 느껴진다.

사이키델릭은 자아감각이나 내부 또는 외부 세계와의 상호작용 능력도 변화시킨다. 나의 통제력이 확고해지거나 약해지거나, 타인에 의해 내가 긍정적 또는 부정적으로 영향받을 수 있다. 인생을 그 어느때보다 더 확신하며 결정하거나, 피할 없는 운명의 필연적인 결과를 시각적으로 보기도 한다. 어느 때보다 강한 주체성을 느끼거나, 내가 누구인지를 잊거나, 또는 하얀 빛의 시간과 공간에 흡수되기도 한다.

사이키델릭 효과가 막바지에 이르면, '성공했다는 경험'을 하게 된다. 그러면 편안하고, 만족스럽고, 자신감과 활력이 상승하고, 기분이 좋아지고, 생각이 명료해지는 소위 말하는 "사이키델릭 사용후 잔광(psychedelic afterglow)"이라는 상태가 수일에서 수 주간 지속될 수 있다.

사이키델릭의 가장 두드러진 효과는 나의 멘토인 Daniel X. Freedman이 말한 "증강성(potentousness)"이다. 최근에 Ido Hartogsohn이 "의미 강화(meaning-enhancement)"라고 명명했다. 이 두 용어는 자신이 경험하고 있는 것이 "실제보다 더 실제적"이라는 포괄적이며 중요한 확신을 의미한다. 이는 단지 평소에 보고 듣는 것보다 더 현실성을 갖는다는 의미는 아니다. 오히려 경험의 의미, 그 중요성, 강도, 개인적 관련성, 진실의 가치가 우리가 평소에 느끼거나 믿었던 그 어떤 것보다 더 크다는 의미이다.

임사체험과 외계인 접촉 경험

임사체험(near-death experience)과 사이키델릭(특히 ketamine과 DMT) 효과 사이에 유사점이 있다. 유체이탈, 내가 죽었다는 확인, 빛의 터널을 통해 새로운 존재로 가득한 곳으로의 여행을 경험한다. 임사체험과 사이키델릭 효과를 비교한 연구에 의하면 DMT나 ketamine의 효과가 임사체험과 유사하다고 하였다. 이러한 유사성 덕분에 학자들은 죽어가는 뇌의 생물학을 연구할 수 있었다. 최근 실험용 쥐에게 심정지가 생기면 특히 시각피질에서 DMT 증가가 나타난다는 연구도 있다. 또한 우리들은 인체 내에서 생산되는 내인성 DMT가 임사체험의 몇몇 특징들을 유발한다는 연구결과를 갖고 있다.

내가 DMT 연구를 시작할 때, 외계인 접촉 경험에 대한 지식이나 관심은 거의 없었다. 그러나 연구대상자들이 “미지의 존재와 만남(encounters with beings)”을 많이 경험하면서, 사이키델릭 경험과 외계인 체험에 대해 겹치는 부분을 주목하게 되었다. 두 경험 모두에서 외계 존재와 접촉 직전의 내적 긴장감과 떨림, 외계 공간에 들어가면서 몸이 약해지는 느낌, 외계 존재가 강력하고 지능을 가진 존재라는 공통된 기술이 그 예이다. 사이키델릭 사용이든 외계인 접촉 경험이든 간에 그 외계 생명체와의 강력한 상호작용이 일어나고, 그 상호작용은 실제라고 확신한다. 물론 “접촉”에 대한 물리적 징후는 없다. 그래서 나는 외계인과의 접촉 경험은 ‘몸-몸’보다는 ‘정신-정신’의 상호작용의 경험이 아닐까 생각한다.

사이키델릭은 의식의 다양한 요소를 변화시킨다. 그래서 다른 정신활성 물질과 달리, 사이키델릭은 놀랄만큼 다양한 이름들을 갖게되었다. 이러한 이름들이 어떤 의미가 있으며, 사이키델릭의 각 이름들이 우리의 어떤 믿음을 반영하는지 다음 장에서 다룬다.

제 2 장

사이키델릭의 다양한 이름들: 어떤 의미가 있는가?

나의 사이키델릭 연구는 사이키델릭 상태와 명상의 유사성 때문에 시작하였다. 명상으로 뇌에서 자연적 사이키델릭 물질이 분비되거나, 명상도 사이키델릭과 동일한 뇌부위를 활성화한다고 생각했기 때문이다. 어떠한 경우든 사이키델릭이나 명상으로 유사한 경험을 하게 된다. 또한, 정신병, 예언, 외계인에게 납치, 임사체험 등 비약물적 상태도 사이키델릭 효과와 유사한 특징을 가진다. 그리고 꿈도 사이키델릭 경험의 특징을 공유한다. 즉, 사이키델릭 상태와 이러한 다른 상태와의 공통점을 고심하다 보면 얼마간의 생물학적인 공통분모를 찾을 수 있다.

사이키델릭 효과와 위와 같은 자연적인 변화 사이의 유사성때문에 사이키델릭을 다양한 이름으로 불러왔다. ”사이키델릭”을 가장 적당하다고 하기 전에, 이전의 다른 이름을 살펴보고 그 이름이 갖는 한계점들을 논의하고자 한다. 이를 통해 “사이키델릭”이라는 용어가 얼마나 장점이 있는지 여러분들도 공감하길 바란다.

정신병 증상을 유발한다는 의미의 hallucinogen, psychotomimetics, schizotoxin

Hallucinogen은 지난 수십 년 동안 가장 대중적으로 사용된 의학적 법적 용어이다. 그러나 모든 사이키델릭 경험이 청각과 시각으로 나타나지는 않으며, 모든 사람이 그 경험을 환각으로 생각하지 않는다. 사이키델릭을 사용하면 우리가 보는 일상적인 사물들을 더 객관적으로 보거나 평소 보던 것을 더 의미 깊게 보게 되는데 이것을 "진정한 환각"이라 하지 않는다.[1] 동시에 그 경험은 매우 의미 깊은 경험이다. 환각이라 함은 병적인 상태로 인해 발생하는 비현실적인 경험이기 때문에 중요성이 다르다.

Psychotomimetics는 비교적 더 잘 표현된 용어이다. 이 용어는 사이키델릭이 조현병과 유사한 정신병적 상태를 유발하지만, 일시적으로 발생한다는 "model psychosis"를 반영하는 용어다. 혼동된 생각, 편집망상, 왜곡된 신체상, 자기주체성의 상실, 비정상적인 감정반응 등이 특징이다. 이 특징은 LSD 평가방법을 연구하던 1950-60년대에 매우 중요하게 생각하여 이러한 상태를 가지고 다른 약물과 LSD의 차이를 구분하게 되었다. 그 당시부터 이러한 특징적 증상을 보이는 약물들은 "LSD 유사약물"이라고 분류했다.

Psychotomimetics 개념이 확장하면서 "조현병을 유발하는 독성물질"이라는 뜻을 갖는 schizotoxic 또는 schizotoxin이라는 용어가 만들어졌다. 이는 요즘 사용되는 뇌에 독성을 일으킨다는 neurotoxin과 동일한 개념이다.

Model psychosis라는 개념은 얼마나 타당할까? 아마도 정신병의 유형이나

1) 예외적으로 salvinorin A는 환각 대상과 상호작용하여 자신이나 타인을 다치게 할 위험이 있다.

증상에 따라 다를 것이다. 예를 들어, 조현병의 환각과 망상은 전형적 사이키델릭 효과와 매우 유사하다. 한편 만성 정신병동에서 혼자만 지내고 있는 퇴행된 조현병 환자는 이 모델과 맞지 않는다. 반면에 ketamine은 일부 조현병 환자군에서 보이는 위축된 강직성 상태와 좀더 닮았다.

사이키델릭 상태와 조현병의 상태는 꽤 다르다는 것을 명심해야 한다. LSD를 먹으면 급성 조현병과 유사하지만, 자신이 약물을 먹어서 환각이 유발되었고 그러한 변화는 수 시간 이후에 없어진다고 알고 있다. 조현병 환자는 그 증상이 수주에서 수개월 또는 수년간 지속되고, 거기에 적응된다. 이러한 적응이 그들의 심리에 중요한 핵심요소가 된다. 일시적인 의심은 오래 지속하는 망상으로 발전한다. 또한 조현병 환자는 신경학적 그리고 인지 결손을 뇌에 갖고 있다.

Model psychosis 개념으로부터 다양한 이론적, 실제적 응용지식들이 나타나게 되었다. 예를 들면, 정신병적 상태를 유발하는 LSD의 생물학적 기전을 밝혀내면, 실제 정신병을 일으키는 신경전달물질의 이상도 알아낼 수 있다. 이러한 신경전달물질의 이상을 규명하면 이는 치료약물 개발로 이어진다. 이는 항우울제의 한 종류인 선택적 세로토닌 재흡수 차단제(SSRI)가 우울증 환자의 세로토닌 기능을 회복시키는 것과 마찬가지이다.

이러한 약물개발 연구는 인체 내에 자연적으로 존재하는 DMT가 발견된 이후 매우 활발한 연구분야이다. DMT 시스템에서 과잉생산, 비효율적인 제거, 정상적인 DMT 용량에서의 과민반응 등에 대하여 활발하게 연구하고 있다. 1970년대 인체 연구를 중단하기 전까지 과학자들은 정신병 치료제로 DMT 항체를 개발하였다.

1950년대부터 60년대에 이러한 이론들은 정신병 환자들에 사이키델릭를 투여하는 근거가 되었다. DMT와 LSD로 유발되는 감각들과 질병으로 인한 정신병적 증상이 얼마나 비슷할까? 그 현상이 서로 비슷했다면, 자연적으로 인체 내에 존재하는 사이키델릭이 조현병 증상의 원인이라는 가설을 뒷받침하는 근거가 된다. 그렇다면 사이키델릭의 효과를 억제하는 약물은 정신병 치료제로 유용할 것이다.

그 당시의 사이키델릭과 정신병 간의 연관성에 관한 많은 연구는 명확한 결론을 맺지 못했다. 두 신드롬 사이의 유사성과 차이점을 재정립할 즈음에 연구가 중단되었다. 연구가 다시 재개되면서 조현병 환자들에게 사이키델릭을 투여했다. 그러나 여러 사이키델릭 중에서 ketamine만 위와 같이 나타났다. Ketamine은 조현병 환자들의 증상을 악화시키거나, 조현병 유사증상을 유발하였다. 따라서 ketamine 약물이 실제 임상적으로 효과적일 것 같았다.

정신병-사이키델릭 연결성은 인체 연구의 초창기에 두 가지 길을 열어주었다.

첫 번째는 정신병적 환자들을 대상으로 하는 정신의학 치료 분야이다. 주립 정신병원에는 주로 장기환자들이 많았다. 정신건강의학과 의사들은 말이 없고, 움직임이 없고, 뭔가에 깊게 몰두하여 있는 이 환자들이 사이키델릭의 도움을 받아 외부 실제세계에 관심을 보이기를 바랐다. 결과는 엇갈렸다. 어떤 환자들은 그랬고, 그렇지 않은 환자도 있었다.

다른 갈래는 정신병적 환자를 대상으로 하는 치료자를 훈련하는 분야였다. '일시적인 정신병' 상태를 경험하면, 치료자들이 환자를 더 잘 공감할 것이라 여겼다. 정상인과는 다르게 보고 듣는 것과 자기감각의 분열, 세상을 편집증적으로 보는 방식을 직접 경험하려 했다. 이러한 전략은 이치에 맞아 보였지만, 그 효과에 관한 연구논문들은 거의 발표되지 않았다. 나는 그것들을 다시 재검토할 가치가 있다고 믿는다.

Oneirogen: 사이키델릭과 꿈

Oneirogen은 그리스어 꿈(oneiros) + 만든다(gen)의 합성어로, 꿈과 유사한 상태를 만들어낸다는 의미이다. 과학이나 사이키델릭 커뮤니티의 영역에서 이 용어의 사용은 상대적으로 적었다. 주로 ibogaine과 연관되어 사용되는 용어지만, ibogaine이 다른 전형적 사이키델릭과 주관적으로 다른 효과를 보이는 지는 확실치 않다.

사이키델릭 상태와 꿈은 많은 점에서 겹친다: 시각; 청각; 물리적으로 설명되지 않는 세상이 존재함; 자신이나 시공간에 대한 심한 감각변화; 오랫동안 잊었던 것들을 기억해 냄; 보통 무의식적 갈등이나 소망을 상징적으로 표현함.

사이키델릭 경험을 기술해 보면, 꿈과의 연관성을 피하기는 쉽지 않다. 우리가 했던 DMT 연구에 참여했던 간호사는 "그 소리는 마치 꿈과 같았다"라고 얘기했다. 그리고 나의 저서 DMT: The Spirit Molecule의 제목을, 한 저자는 DMT: The Dream Molecule로 바꿀 것을 제안하기도 했다.

두 상태가 꽤 유사하지만, 최소 두 가지 이상의 측면에서 구별이 가능하다고 믿는다. 가장 확실한 점은 사이키델릭 경험은 분명 깨어있는 상태에서 이루어지며, 꿈은 자는 동안 일어난다. 또 다른 점은 미묘하지만 각 상태에서의 현실감각의 차이다. 연구의 자원자는 다음과 같이 말했다. "당신이 말한 것은 꿈이지만, 내 경험은 완전 실제다. 완전히 예측할 수 없고, 일정하며, 객관적이다. 동공 크기를 측정하는 것을 관찰한다고 해석할 수도 있고 그리고 혈액 채취나 약물주입을 위해 몸에 꽂은 튜브를 환각으로 받아들일 수도 있다. 이는 은유적 표현이거나 전혀 아니기도 하다. 이는 독립적이고도 지속적인 현실이다."

당연히 사이키델릭 상태와 꿈에 유사점이 많다는 것은 부정할 수 없다. 포유류의 뇌에서 높은 수준의 DMT가 발견되었는데, 흥미로운 연구주제 중 하나는 꿈을 꾸는 동안 그 수치가 상승하는지 여부이다.

Entactogen과 empathogen

이 용어들은 MDMA와 유사한 약물들의 효과에 대한 것으로 비교적 새로운 용어이다. Entactogen은 그리스 어원인 안에서(en, within) + 라틴 어원인 만지다(tacus, touch)의 합성어로, 사람들이 스스로와 그들의 감정적인 삶을 더 친밀하게 해주는 약물의 능력을 의미한다. Empathogen도 "공감형성" 이란 뜻으로 공감을 잘하게 한다는 의미이다. 이 두 용어는 주로 감정 효과를 설명하므로 서로 바꿔 사용할 수 있다.

Entheogen과 mysticomimetic: 사이키델릭과 영적 경험

Entheogen은 비교적 새로운 용어지만 점차 인기가 높아진다. 한 단어에 3개의 개념, 안에(en, within) + 신(theos) + 생산하다(gen)의 그리스 어원을 가지며, 내 안에 신을 만들어낸다는 의미를 갖는다. 영적 경험 자체가 모호하기 때문에 더욱 본질에 대한 탐구가 필요하지만 상식을 넘어서지 않는 범위 내에서 이 복잡한 문제들을 해결하고자 우리는 나아가고 있다.

'영적'이란 용어로 시작해보자. '영적'이란 용어는 마음속 가장 최상의 가치를 갖는 생각, 감정이나 이미지를 일컫는 말이다. 유사한 용어로 신성(holy, sacred), 종교적(religious), 순수(pure) 등이 있다. 영적이란 의미는 일상의, 불경스러운, 야생적인 육신과는 다르다. 욕망 또는 야망에 사로잡히지 않으며, 물질을 넘어서는 것이다. 인간의 영혼을 예로 들 수 있다. 만약 영적 의미가 신에 관한 것이라면, 신의 영혼, 신의 언어, 신의 행위에 대한 영혼 등을 의미한다.

반면에 '종교'는 인간의 영적 본질과 영적 세계 사이를 표현하는 신념의 체계이다. 종교는 책임감, 의존, 경외, 경건, 두려움, 사랑과 관련이 있다. 또한 특별한 개념, 감정, 상상, 음악, 그리고 믿음으로부터 흘러나오는 실생활의 관습 등도 포함한다. 또한 종교는 영적인 생각, 감정, 상상과 충동을 담거나 연결하는 통로가 된다. 그러나 영성(spirituality)은 전통적인 종교기관 밖에 존재하는 경우가 흔하다. 이는 '종교적이지 않지만 영적이다'라는 말로 표현된다.

나는 영적 경험을 두 가지로 구분하고 싶다. 신비-통합(mystical-unitive)과 상호작용-관계(interactive-relational)이다. 두 가지 모두 의식이 변화된 상태에서 느낄 수 있는 영적인 특성이다. 종교적 범위 내에서 또는 범위를 넘어서도 경험할 수 있다. 이러한 이미지, 용어와 개념을 종교 범위 내에서 느끼면 우리는 '종교적 경험'을 했다고 표현한다.

신비-통합 경험의 고유한 특징은 통일성(unity)이다. 자신이 분해되어, 더 이상 개인의 자아감각이 없어지고, 대상도 없어지며 자신이 신 또는 지구상의 모든 존재, 아니면 백색광(white light)과 통합하거나, 형식이나 내용이 없는 강력한 실제를 경험한다. 불교에서는 이 상태를 공(emptiness)라고 하며, 모든 존재가 사라져서 알아볼 수 없는 빈 존재이며 시간과 공간이 더 이상 존재하지 않음을 의미한다. 거기에는 우리가 경험하는 것이 현실보다 더 현실적이라는 확신과 진리, 긍정적 기분과 그것을 말로 표현할 수 없음(ineffability)만이 존재한다.

이와는 대조적으로 상호작용-관계의 영적 경험은 내용이 꽉 차 있고 자기감각이 유지되고 오히려 더 확고해진다. 시간과 공간은 영속하고, 기분도 다양하다. 주로 언어로 된 정보로 꽉 차 있다. 신비-통합과 마찬가지로, 자신이 보고 있는 것이 실제보다 더 실제적이라는 느낌도 있다.

하버드 대학 심리학자인 William James는 19세기가 끝나갈 무렵에 종교경험의 다양성(The varieties of religious experiences)이라는 책을 출간했다. James는 가장 높은 수준의 신비-통합 경험은 인디언 종교지도자인 Swami Vivekananda와의 교류에서 비롯되었다. 두 사람은 1980년대 후반 시카고에서 열린 세계종교의회에서 Vivekananda가 "보편종교(universal religion)"에 대한 아이디어를 발표했을 때 알게 되었다. 세상에 존재하는 주요 종교들 모두에게 근원적인 종교적 경험이 있다는 것이 James의 관심을 끌었고, 그는 이러한 생각을 그의 유명한 저서에 수록하였다. 그렇게 함으로써 그는 종교 간 유사점을 강조하여 종파 갈등이나 분쟁을 줄이고자 하였다.

그러나 Vivekananda가 주장한 보편적 종교는 베단타 힌두교(Vedanta Hinduism)에서만 볼 수 있는 형태였다. 그리고 모든 종교가 근원적 종교경험을 보편적으로 갖는 것은 아니었다. 그 한 가지 예로 전통적 예언경험이 기록된 구약성경만 봐도 알 수 있다. 24권으로 이루어진 구약성서 어디에도 신비-통합 상태를 표현하는 구절은 없다. 구약성서 1장을 보면 하늘이 열리고, 선지자 에스겔이 천인의 무리, 물레방아, 회전구, 불, 얼음을 목격했다. 정신을 잃고, 지상으로 떨어지자, 천사가 그를 일으켰고 처음으로 인간과 신간의 대화가 시작되었다고 기록되어 있듯이, 오히려 예언경험은 전적으로 상호작용-관계 경험으로 보는 것이 타당하다.

물론 인간과 연결되는 보편적 영적 경험도 널리 알려졌다. 이 경험은 사이키델릭에 의해서도 유발된다. 학계 안과 밖에서 이러한 영적 경험의 논란이 지속되고 있다.

이런 논란에는 두 가지 바람직하지 않은 효과가 있었다. 하나는 특정 사이키델릭을 이용한 세션의 목표를 미리 설정하는 것이다. 즉, 누군가 신비-통합 경험을 중요하게 여기고 사이키델릭을 복용했다가 만약 그렇지 못했다면 실망하게 된다. 더 안 좋은 관점은 상호작용-관계 경험이 신비-통합보다 열등하다는 믿음이다. 이에 대한 근거는 부족하다.

상호작용-관계와 신비-통합 경험을 잘못 비교하면, 상호작용-관계 경험이 종교의 근간이라는 잘못된 결론에 도달하게 된다. 예언과 같은 상호작용-관계 경험을 근간으로 삼는 대표 종교인 유대교도의 신념과 보편적 신비-통합을 장려하는 학자 또는 일반 사이키델릭 옹호자들의 신념과 합쳐지는 결과를 낳았다.

영적이라는 의미를 강조하기 위해 사이키델릭을 'entheogen'이라고 부르는 사람들이 많아지고, 나는 다양한 종류의 영적 경험을 나름대로 탐구해 왔다. 이는 내재적으로 사이키델릭이 schizotoxic하다는 주장과 유사하다. Entheogen 또는 schizotoxic이란 말은 모두 틀리다. 사이키델릭을 누가 제공했고, 누가 섭취하며, 왜 흡입하는가에 따라 그 효과는 다르기 때문이다. 즉 set과 setting의 문제다. 그래서 왜 사이키델릭으로 부르는 것이 최선인지 간단하게 기술하겠다.

Entheogen 이란 용어도 한계가 존재한다. 사이키델릭을 복용하는 사람 모두가 영적 경험을 목표로 추구하지 않는다. 신, 신성, 영적 세계를 의미하는 'theo'라는 관점과 달리, 현실에는 무신론자들도 많다. 보통 신자의 입장에서 신은 보통 자신의 외부보다는 내부에 존재한다고 믿는다. 그리고 신과 영적세계에 대한 의미를 모든 사람이 공유하지는 않는다. 또한 물질로 신을 생성할 수 있다는 생각은 전통적으로 교인의 입장에서 동의하기 어려운 주장이다.

사이키델릭: 마음을 드러냄

나는 사이키델릭이란 용어를 좋아한다. 이 용어는 일반적이며 많은 의미를 포괄하기 때문이다. 누가 어떠한 setting에서, 어떠한 이유로 투여했느냐가 가장 중요한 포인트이다. 사이키델릭 자체가 영적 경험을 하는 수준을 넘어서 정신병을 만들어내진 않는다. 오히려 사람의 마음에 단순하게 작용한다.

"사이키델릭"이라는 용어는 마음, 영혼, 지능을 의미하는 psyche + 보여준다, 드러낸다, 명확하게 한다, 이해한다는 의미의 delos가 합쳐진 그리스 어원을 갖는다. 이 용어는 사이키델릭의 핵심요소를 잘 표현하고 있다. 이전에는 보이지 않았던 마음의 요소들이 이제는 보이게 되었다는 의미를 갖는다.

LSD를 이용한 정신치료의 아버지 Stanislav Grof는 사이키델릭은 무의식의 정신재료들을 비특이적으로 증폭시킨다고 주장했다. 우리는 무의식적 요소뿐만 아니라 의식적인 내용에도 영향을 준다고 확장해서 생각한다. 이미 특정 생각이나 감정을 어느 정도 깨닫고 있다면, 사이키델릭으로 더 명료하고 사실에 가깝게, 의미있고 중요하게 만들 수 있다. 더 나은 것이 더 아름다운 것이다.

캐나다 정신건강의학과 의사인 Humphry Osmond가 사이키델릭을 처음 명명했지만, 1960년대의 반문화운동의 여파로 관심이 시들해졌다. 게다가 대중매체들도 사이키델릭이란 용어를 음악, 패션, 예술 등에 국한된 심미적 용어로 변경하여 사용하였다. 그렇게 시간이 흐르면서, 사이키델릭이란 단어가 짊어졌던 짐들이 점차 가벼워졌다. 그러면서 이 용어는 일상생활과 과학계에서 더 자주 사용되기 시작했다.

다시, set과 setting

사이키델릭이란 용어의 선택은 그들이 강조하고자 하는 물질의 특성과 연구 환경에서 사용하는 평가척도에 따라 달라진다. 용어는 그 물질의 효과가 무엇인지, 그리고 어떻게 해석하는지를 반영한다.

다음 상황을 생각해보자; 정신병 증상을 유발하는 약물연구의 자원자에게 조현병 유사 상태를 경험하게 한 후, 정상으로 회복된 다음에 "조현병 평가척도"를 작성하게 하였다. 또 다른 상황을 생각해보자; 첫 번째 예의 동일한 자원자에게 동일한 약물을 투여하면서 연구자들은 그 약물을 entheogen으로 불렀다. 경건함, 존경, 동정심을 느끼도록 약물투여 후에 "영적 경험 평가척도"를 작성하게 하였다. 이처럼 동일한 개인에게 동일한 약물을 주었지만 서로 다른 setting에서 다른 반응이 나오리라는 것은 쉽게 예상할 수 있다.

어떻게 부르냐에 따라 각각 장점이 있다. 그러나 두 가지 중요한 개념을 혼동하지 말아야 한다. 약물자체의 효과와 사용된 목적이다. 누군가는 사이키델릭을 정신병 연구에서 사용하는 반면에 다른 누군가는 영적 경험을 유발하기 위하여 사용한다. 따라서 사용되는 약물의 특성과 기대하거나 예측하는 실험결과는 매우 다르다는 점이 중요하다.

이것이 내가 "사이키델릭"이란 용어가 가장 적절하다고 선호하는 이유이다. '마음을 드러낸다(mind manifest)'는 본질적 특징을 강조하고, 다른 용어들에 의한 해석의 혼선을 피할 수 있다.

제 3 장

사이키델릭의 이득과 위험성은 무엇인가?

이 장에서는, 사이키델릭의 부정적 효과를 긍정적 효과보다 더 강조하는 것처럼 보일 수 있다. 하지만 사이키델릭에 부정적인 굴레를 씌우려는 의도가 아니라 사이키델릭의 잠재적 위험성과 잠재적 이득을 균형있게 고려하는 것이 목적이다. 연구환경 내외에서, 사이키델릭의 긍정적 효과를 확인하는 것은 어렵지 않다. 이러한 연구들은 실제 데이터를 다루고 있다. 그러나, 사이키델릭에 대한 관심이 고조되는 상황에서, 사이키델릭의 잠재적 위험성을 너무 빨리 경시하지 않도록 조심해야 한다. 사이키델릭 사용과 관련된 기대효과에 비해 위험성은 쉽게 간과되기 때문이다.

잠재적 이득

1950년과 1960년대에는 연구를 통해 전형적 사이키델릭의 효과가 입증되기 시작하였다. 대부분은 LSD를 사용한 연구였고, 일부에서는 psilocybin, mescaline, DET(diethyltryptamine) 및 DPT(dipropyltryptamine)와 같은 DMT 유사 화합물이 대상이었다. 지금과 마찬가지로 당시에도 알코올 및 opioid 중독, 우울증, 불안증, 통증, 죽음의 절망, 자폐증, 반사회성 인격장애 및 다른 인격장애와 같은 심각한 정신질환의 치료효과는 실망스러웠다. 당시의 사이키델릭 연구의 대부분은 요즘 연구만큼 과학적으로 디자인되지는 못했지만, 정신질환을 개선하는 효과가 있음을 보여주었다. 더욱이 일부 연구에서는 정신질환의 개선 이외에도 과학자와 예술가의 창의성을 향상시킨다고 보고했다. 초창기 연구에서 사이키델릭의 영적 연구는 드물었지만, 가장 알려진 것은 보스턴 대학교의 Good Friday 예배에서 위약을 복용한 학생들보다 psilocybin을 복용한 신학생들이 더 깊은 종교적 경험을 했다는 Marsh Chapel Good Friday 실험이다.

현재 사이키델릭-보조 정신치료 연구는 위에 언급한 모든 상황을 다루고 있고, 진단적 명확성 또는 유병률이 입증되지 않은 질환도 다루고 있다. 이러한 질환에는 니코틴 중독, 외상후 스트레스장애, 강박장애, 신경성 거식증, 신경성 폭식증과 같은 섭식장애도 포함된다. 그리고 ayahuasca와 같은 사이키델릭 또한 연구중이다. 이 DMT-함유 음료가 다른 전형적 화합물처럼 다양한 질환의 개선에 효과적이라는 연구가 있다. 장기적 setting에서, 수 십년 이상 ayahuasca 차(茶)는 교회의 성스러운 의식에서 사용되었으며, 정신질환과 신체증상에 효과적이라고 한다.

최근에는 MDMA와 ketamine과 같은 새로운 비전형적 사이키델릭에 대한 연구도 두드러진 성과를 보인다. 이들 연구에서 치료저항성 우울증, 알코올중독, 외상후 스트레스장애 및 사회불안증에 대한 효과가 있었다.

요즘 연구에서 가장 각광받는 내용은 불안, 자살, 우울증 증상에 대한 사이키델릭의 효과가 투여 후 1-2시간 이내에 매우 빠르게 시작된다는 점이다. Ibogaine의 경우, 마약에 대한 갈망과 금단증상에 대해서도 매우 빠르게 반응한다. 흥미롭게도 하등동물 및 시험관 연구에서 이러한 빠른 반응성은 신경생성(neurogenesis, 새로운 신경세포 생성) 및 신경가소성(neuroplasticity, 더 많은 신경세포 연결)의 발생과 밀접한 관련이 있었다.

Psilocybin은 많은 연구자들이 사용하는 전형적 사이키델릭인데, 이것은 약물의 고유한 특징보다는 정치적 고려 때문이다.[1] LSD와 psilocybin의 약리학적 특징과 주관적 효과는 유사하다. LSD에 비해 psilocybin은 작용시간이 짧지만 이로 인한 특별한 이득은 없다. 임상 실제에서, 6-8시간의 약물치료 세션과 8-10시간의 약물치료 세션 간에 효과의 차이가 있을까? 둘 다 어차피 클리닉이나 병원에서 하루를 보내야 한다. 오히려, psilocybin의 현재 인기는 LSD보다 약물남용으로 인한 악명이 적어서이다. 또한, psilocybin 버섯은 널리 유통된다는 점과 "자연적 entheogen(영적 경험을 가능케하는 물질)"이란 점이 사이키델릭의 광범위한 사용을 주장하는 연구자들에게 매력적이다. 비범죄화와 합법화를 주장하는 사람들은 이런 연구들의 촉진을 지지한다.

1950년과 1960년대의 사이키델릭-보조 정신치료 접근법은 두 가지였다. 첫 번째 모델은 장기적 치료 setting으로, 저용량이지만 사이키델릭 효과가 나타나는 용량을 사용하며 프로이트식 정신분석적 정신치료나 정신분석을 시행하는 것이다. 여기서 사이키델릭의 사용은 규칙적인데, 즉 환자는 수 년동안 지속되는 치료의 한 setting으로 정신분석이 용이한 용량의 LSD를 매달마다 복용한다. 이러한 경우, 환자는 정신질환을 앓는다기 보다는 일반적으로 신경증이나 인격장애로 인해 고통받고 있는 상태이다. 이러한 과정은 학술적 목적으로 고용량의 사이키델릭를 사용한 연구보다 과학적 정밀함이 낮으며, 결과는 거의 학술지에 발표되지 않는다.

다른 하나는 치료자가 고용량의 사이키델릭을 적은 횟수로 투여하는 모델이다. 여기서 사이키델릭 사용은 지금은 "신비로운" 경험이라 부르는 "절정" 혹은 "사이키델릭"을 경험하는 것을 목적으로 한다. 현재는 이 방법이 주로

1) 이것이 내가 초기 연구 프로젝트에서 LSD 대신에 비교적 잘 알려지지 않은 DMT를 선택한 이유 중 하나이다.

사용된다. 그러나 전통적 정신치료법과 고용량 사이키델릭 약물세션을 결합한 방식을 지지하는 근거들이 점점 늘어난다. 이러한 치료법은 동기강화면담, 인지행동치료, 정신분석적 정신치료, 내담자기반 접근에서 활용되고 있다.

주목할 것은 마치 매일 항우울제를 복용하는 것처럼 기분장애 치료를 위해 매일 사이키델릭을 복용하는 연구들이다. 사이키델릭의 빠른 효과를 이용하여 기분장애를 치료하기 위해 매일 사이키델릭을 투여하는 연구들로, 항우울 효과는 지속되는 반면 사이키델릭의 초기 효과는 내성으로 인해 빨리 사라지고 만다.

전통적 사이키델릭으로 유도하는 신비로운 경험에 대한 열광은 사이키델릭을 의학적 목적 외 용도로 사용하는 것을 증가시켰으며 사이키델릭이 "웰빙"을 증가시키는 효과에 대한 연구도 늘었다. 예를 들어, 사이키델릭은 명상을 돕고, 개방적이고 수용적이며 적극적인 성격으로 변화시키며, 업무적 효율도 증가시킨다.

"현장연구"는 두꺼비독 흡연 연구나 ayahuasca 영적 수련회 등과 같은 비연구적 환경에서 사람들에게 설문조사하는 것을 의미한다. 또한 연구자들은 인터넷 설문조사를 사용하여 사이키델릭 사용과 다른 변수 간의 관계를 탐색하기도 한다. 이러한 연구들은 사이키델릭이 창의성을 증진시키고 형이상학적 신념을 변화시키며, 사이키델릭 사용자가 심혈관 건강이 더 좋고 당뇨병 발병률이 낮으며, 외로움을 덜 느끼고, cocaine 사용률이 적으며, 출소 후 적게 재수감되며, 정치적으로 진보적이고, 자연을 더 귀중히 여기고 가정관계가 더 좋다는 것을 시사한다.[2] 그러나 다른 연구에서는 psilocybin 사용과 낮은 우울증상이 상관성이 있지만 LSD 사용자에서는 더 많은 우울증이 관찰된

2) 그러나 신나치(neo-Nazi) 단체는 사이키델릭을 사용하여 자신들의 신념을 공고히 하고 행동을 정당화하기도 한다.

다고 제시했다.

그러나 이러한 설문조사 연구는 인과관계가 불명확해서 주의 깊게 해석해야 한다. 다시 말해, 사이키델릭이 이러한 효과를 가진다고 말할 수는 없다. 좋은 심혈관 건강을 가진 사람들이 심각한 심혈관 건강을 가진 사람들보다 더 자주 사이키델릭을 사용하거나 이미 자연을 더 귀중히 여기는 사람들이 자연을 귀중히 여기지 않는 사람들보다 더 자주 사이키델릭을 사용하는 것일 수 있다.

잠재적 위험성

이제부터 전형적 사이키델릭에 대해 이야기하겠다. 비전형적 약물의 부작용은 이후 장에서 설명하겠다.

신체적 위험

전형적 사이키델릭은 신체적으로는 독성이 없다. 순수 화합물이든 오염되지 않은 식물의 형태이든, 다른 물질과 섞이지 않은 사이키델릭에 의해 사망한 사례는 알려지지 않았다. 선천적 기형 및 염색체 손상에 관한 보고들은 1960년대 후반의 반사이키델릭 운동에 기여했지만, 잘 설계된 후속연구들은 이러한 초기 주장들이 틀렸음을 입증했다. 또한, 전형적 사이키델릭이 뇌손상을 일으키거나, 지능지수를 낮추거나, 다른 신경학적 부작용을 일으킨다는 점에 설득력 있는 근거는 없다. 1970년대의 한 연구에서는 LSD 사용자들의 기억력 점수가 낮다고 제시하였지만, 최근의 논문에서 ayahuasca 사용자들이 같은 검사에서 더 높은 점수를 받았다고 보고했다.

중독

"중독(addiction)"은 복잡한 개념으로서 내성, 금단, 의존, 그리고 갈망이 상호작용하는 현상이다. 또한 신체적 및 심리적 부작용의 범주를 모두 포함하기 때문에, 이 글에서 신체적 위험과 심리적 위험 사이에 배치하였다.

"내성(tolerance)"은 약물을 단기간에 반복해서 사용하면 시간이 지나면서 효과가 줄어드는 것이다. 결과적으로 동일한 결과를 얻으려면 더 높은 용량이 필요하다. 전형적 사이키델릭의 경우 내성이 빠르게 발생한다. 예를 들어, LSD의 경우에 동일한 용량을 3-4일 연속해서 사용하면 원래 용량의 심리적 효과가 사라진다. 동일한 기간 동안 약을 중단하면 민감도는 정상화된다. "교차내성(cross-tolerance)"은 동일한 계열의 다른 약물에 내성이 발생하는 것이다. LSD에 내성을 가진 사람은 LSD에 내성이 없는 사람보다 psilocybin에 대해 강력하게 반응하지 않으며, psilocybin에 내성이 있는 사람은 mescaline에 정상적으로 반응하지 않는다.

"금단(withdrawal)"은 약물사용을 갑자기 중단하면 발생하는 신체 및 심리적 증상이다. Caffeine 금단은 경미하지만 알코올 금단은 치명적일 수 있다. 금단 증후군은 약물효과의 반대 증상을 일으킨다. 예를 들어, 진정효과를 일으키는 알코올을 중단하면 과활성되고, 경련이 발생할 수 있다. 사이키델릭은 사용을 중단해도 신체적 금단 증후군은 일으키지 않으며, 매일 투여하더라도 마찬가지이다.

"의존(dependence)"은 심리적 또는 신체적일 수 있다. 예를 들어, 수면을 위해 사용하는 benzodiazepine 계열의 수면제에 의존이 발생할 수 있다. 처방대로 복용하며, 알코올과 같은 다른 약물과 함께 복용하지 않으며, 용량을 계속 올리지 않았다 하더라도, 갑작스러운 약물중단은 신체적 금단 증후군을 초래한다. 그리고 금단증상이 지나가면 일부 사람들은 의존이 발생했음을 알아차리거나 갈망하기도 한다. 그들은 약물에 대해 지나치게 많은 시간을 생각하고, 구하거나 사용하고자 하는 바램을 가지기도 한다. 약물중단으로 인한 신체적 의존이 없었다고 해도 일부 사람들은 약물에 심리적으로 의존하며, 이 또한 갈망과 약물탐색으로 이어진다.

"중독"은 건강, 직업, 또는 사회적인 부정적 결과에도 불과하고 약물사용을 멈출 수 없는 의학적-정신적 장애이다. 내성이 생길 수 있으며(동일한 용량으로 더 적은 효과), 중단 시 금단증상을 겪을 수도 있다(신체적 의존성). 하지만 중독이 발생하지 않을 수도 있다. 예를 들어, 통증을 조절하기 위해 의사에게 처방받은 opiate계 진통제를 복용하는 사람은 일주일 정도 지나면 동일한 효과를 위해 더 높은 용량이 필요하며, 약물을 중단하면 신체적 금단을 경험한다. 그러나 그들은 약물을 갈망하지 않으며, 처방보다 더 오래 약물을 사용하지도 않는다.

만약 약물사용으로 계속해서 문제가 발생하더라도 사이키델릭을 지속적으로 사용한다면 중독자로 간주한다. 그들은 신념을 다루거나 강화시키기 위해 반복적으로 동일한 상태로 되돌아가기를 바란다. 이것은 신체적이 아닌 심리적 중독이며 매우 드물다. 또한, 전형적 사이키델릭을 매일 사용하면 내성으로 인해 효과가 없어지기 때문에 강박적인 사용은 발생하지 않는다. 하나의 예외로, DMT와 5-methoxy-DMT의 반복적 투여로 내성은 나타나지 않으므로 드물지만 통제불능의 사용이 발생할 수 있다.

심리적 위험

1950년대부터 1970년대 사이에 부정적 효과를 다룬 문헌에는 두 가지 종류의 데이터가 있다. 하나는 학문적 또는 개인적 정신치료 setting에서 사이키델릭을 복용한 정상 자원자나 정신과 환자의 자료들이고, 다른 하나는 응급실이나 정신병원에서 사이키델릭 사용으로 인한 문제가 발생한 환자의 자료이다.

신중하게 선별하고 철저하게 감독하고 추적한 대상에서 사이키델릭 복용으로 발생한 위험은 매우 낮았다. 24시간 이상 지속되는 정신병적 증상의 발생률은 약 0.1% 였고, 자살시도는 0.1% 이하였다. 즉, 25,000회 세션 중 5회 이하에서 발생했다. 이것은 일반인구에서 보이는 비율과 비교해도 비슷하거나 더 낮은 수준이다.

반면에, 언론과 정치인들이 정신병 증상의 발생, 자살, 난폭한 행동을 경고했던 "LSD 희생자"들은 알려지지 않은 용량의 알려지지 않은 약물을 개인적으로 투여했거나, 음주나 다른 물질을 함께 사용하여 발생했다. 그들은 종종 정신질환의 개인력 또는 가족력이 있거나 부정적인 반응에 취약한 상태였다.

부작용이나 도전적인 경험?

의사로서 나는 "부작용"이라는 용어에 매우 익숙하다. 부작용의 예로 페니실린-유발 발진을 꼽을 수 있다. 마찬가지로 기관지 확장제로 인한 치명적 부정맥도 부작용 중 하나이다. 이것은 다양한 현상을 포괄하는 일반적 용어이다. 부작용은 약물노출에 의한 의도하지 않은 부정적 결과이다.

그러나 "entheogen"와 같은 용어로 사이키델릭의 잠재적 이득을 옹호하듯이, 부작용을 "도전적 경험(challenging experience)"이란 말로 바꾸는 것은 나쁜 인상을 최소화한다. 긍정적이든 부정적이든, 두 용어 모두 사이키델릭과 그 효과에 대한 새로운 용어이다. 이러한 용어들은 사이키델릭의 본질과 역할에 대한 정보를 제공하기 보다는 특정 신념을 촉진하려는 의도가 있다. 사이키델릭의 긍정적 및 부정적 효과에 대한 이러한 접근방식은 사이키델릭 서브컬쳐의 한 부분인 한편, 이 방식은 연구자들의 출판물을 통해 정당화되었다. 예를 들어, 약물의 부작용에 대해 조사하려는 "도전적 경험 설문지"를 개발하고 홍보하는 것이다.

사이키델릭 세션초기의 일시적인 불안은 도전적인 경험인가? 페니실린에 의한 발진은 어떨까? 의학적으로나 정신적으로 이들은 경미하고 일시적인 부작용이다. 한편 장기입원과 강력한 항정신병약물이 필요할 정도의 만성 정신병도 도전적인 경험일까? 마찬가지로, 기관지 확장제로 유발된 치명적인 부정맥을 "도전적"이라고 하기 어렵다. 의학적 그리고 정신적으로 그것은 치명적 결과를 초래하는 심각한 부작용이다.

"도전적 경험"은 일시적이고 경미한 부작용을 겪는 사람들에게 안도감을 제공하고 결과에 대한 지나친 우려를 줄일 수 있다. 그러나 이 용어는 더 심각한 부작용을 겪는 사람들에게 잘못된 안도감을 주고 필요한 치료를 받지 못하게 한다. "결국, 그저 도전적인 경험일 뿐이야"라는 식으로.

"단기적", "장기적", "경미한", "중등도", "심각한" 등은 의학과 정신의학에서 약물의 부정적 효과를 설명하는 용어들이다 "사이키델릭 신어(new-speak)"에서 이러한 용어를 쓰지 않는데 큰 이유는 없다고 생각한다. 오히려 "도전적인 경험"이라는 용어는 사이키델릭에 대한 반발을 초래한다. 연구자들이 심각한 부정적 반응의 존재를 최소화하기 위해 중립적이지 못하고 잘못된 옹호를 한다는 비판을 불러올 수 있다.

전형적 및 비전형적 사이키델릭에서 부정적인 반응은 지속될 수 있다. 초기 약물경험에서는 짧은 불안, 의심 또는 혼동을 경험한다. 이러한 증상은 약물효과가 사라진 후에도 계속되거나 발전하기도 한다. 가장 일반적인 증상은 강한 불안과 공황반응인데, 이 증상은 하루 이내에 저절로 또는 약간의 조치만으로 해소된다. 우울증, 불안, 편집증, 혼란 등과 같은 부작용은 수일 이상 지속되기도 하지만 일반적으로는 저절로 사라지거나 약간의 조치를 통해 개선된다. 증상이 하루나 이틀 이상 지속되는 경우에는 주의를 기울어야 한다.

사이키델릭과 정신질환

양극성장애, 공황장애, 또는 조현병의 병력이 있거나 가족력 같은 성향이 있는 경우, 사이키델릭의 사용은 대부분 이 성향을 트리거한다. 사이키델릭은 다른 트라우마 사건과 마찬가지로 심각한 정신질환의 급성악화를 초래할 수 있다. 결혼 또는 이혼, 대학입학이나 군입대, 가족의 사망과 같은 상황은 정신질환의 유발요인의 예이다. 이러한 질환이 발생하면 유발원인과 상관없이 통상적인 치료를 제공한다. 예를 들어, 사이키델릭으로 인한 급성 조증은 사이키델릭과 무관한 경우와 동일하게 치료한다. 동시에, 또 다른 질환의 발생을 방지하기 위해 사이키델릭의 사용을 중단한다.

특히 문제가 되는 것은 장기간 대량의 사이키델릭을 투여한 경우이다. 그들은 특히 비정상적이고 지속되는 환각과 망상에 시달릴 수 있다. 그들은 자신들의 믿음과 경험이 비정상이라는 병식이 부족하여 치료를 거부하는 경우가 흔하다. 그 결과, 그들은 사이키델릭을 추가적으로 사용하여서 증상이 지속되거나 악화된다. 우리는 사이키델릭이 급속하게 퍼진 초창기부터 이러한 경우들을 확인하였으며, 현재까지도 끊이질 않는다.

지난 20년 동안, 가족이나 친구의 지나친 사이키델릭 사용을 걱정하면서 도움을 요청하는 이메일을 받았다. 하지만 지난 50여년의 지식이 축적되면서 이러한 증후군에서 심각한 부정적 반응의 발생은 매우 낮아졌다. 즉 저용량으로 사용하고, 문제발생시 빨리 도움을 요청하는 것이 중요하다. 하지만 사이키델릭에 대한 관심이 증가하고 합법화 및 비범죄화에 대한 요구로 인해 사이키델릭에 접근성이 높아지면서, 이러한 끔찍한 상황은 더 많아질 수 있다.

플래시백, 환각제후 지각장애와 재활성화

"플래시백(flashback)"이라는 용어는 사이키델릭의 급성효과가 사라진 후 그 경험의 일부가 다시 나타나는 현상을 설명하기 위해 1960년대에 등장했다. 이를 "지각적", "신체적", "정서적" 범주로 나누어서 설명하는 것이 편리한데 이러한 범주는 서로 교차하거나 겹친다. 이러한 경험에 대해 현대 정신의학에서는 "환각제후 지각장애(post-hallucinogen perceptual disorder)"라고 한다. 그러나 이 용어는 그리 유용하지 않은데, 지각적 효과는 광범위한 경험의 일부분에 불과하기 때문이다. 보다 현대적인 용어는 "재활성화(reactivation)"이다. 사이키델릭 효과의 이름을 "entheogenic"과 "도전적"으로 바꾸는 것만큼 문제가 되지는 않아서 논의할 필요는 없다. 또한 "플래시백"이 외상후 스트레스장애에 관심을 끄는 것만큼이나(증상이 어떻게 발생하고 어떻게 치료되는지에 대한) "플래시백"은 여전히 가장 적합한 용어이다.

플래시백은 드물지 않다. 초기 연구자료에 따르면, 사이키델릭 경험을 한 사람들 중 최대 77%에서 발생한다고 보고되었다. 사이키델릭을 더 고용량으로 장기간 투여한 사람들에게는 더 자주 발생할 수 있지만, 이는 일관된 결과는 아니다. 특히 트라우마 경험 이후에 사이키델릭을 사용하면 플래시백은 더 자주 나타난다.

플래시백이 발생한 후에 사이키델릭이나 다른 정신작용 약물을 추가로 사용하지 않는다면, 플래시백은 대개 심하지 않고 저절로 좋아진다. 일부 사람들은 플래시백이 "무료 트립"이라고 즐거워한다. 그러나 이 현상은 극히 일부 사람들에게 일상적 활동을 방해해서 문제가 된다. 이 경우에 믿을만한 효과적 치료법은 없으며, 장기간의 약물중단도 효과적이지 않다.

플래시백의 원인은 불명확하다. 이는 몸 안에 남아있는 약물 때문이 아니다. 또한 플래시백 발생과 개인 및/또는 가족 내 정신질환의 기왕력과도 연관성이 없어 보인다. 뇌손상에 대한 설득력 있는 증거도 없다. 하나의 가설은 외상후 스트레스장애의 문헌에서 차용했는데, 사이키델릭/트라우마 상태 동안에 현저했던 감정(예, 공포)은 그러한 경험의 다른 요소들을 트리거한다. 마찬가지로, 사이키델릭/트라우마 경험이 일어났던 상황(예, 교통 체증)에 처하게 되면 원래 사건에서 벌어진 것의 다른 측면이 재발한다는 것이다.

Setting의 부작용

약물자체의 부작용에 대해 언급했지만, 약물을 투여하는 setting에서의 잠재적 부작용도 중요하다. 이를 두 가지 범주로 나눌 수 있다. 하나는 비도덕적 의료인들로, 이들은 사이키델릭을 투여받는 사람들보다 자신의 이익을 우선하여 약물을 지나치게 사용한다. 다른 하나는 사이키델릭을 취하는 모델이다. 그러나 이들은 명확하게 구분되지 않기도 하며 두 가지가 겹칠 수도 있다. 이 주제는 너무 중요하여 11장 "트립하는 법"에서 다시 다루고 있다.

비도덕적인 의료인들

단체 또는 개인적 setting에서 사이키델릭 사용자가 얻는 이득이 최우선으로 고려되지 않기도 한다. 그들은 약물로 유발된 취약하고 피암시적인 상태에서 휘둘리거나 학대당할 수도 있다. 감독되는 사이키델릭 세션 동안에 어떤 치유, 치료, 성장 또는 다른 중요한 변화가 이루어지기 위해서는 사이키델릭 제공자와 사용자 사이의 신뢰관계가 필수적이다.

비도덕적 의료인이 자신을 믿는 사람들을 이용하는 방법에는 여러 가지가 있는데, 성적, 육체적, 감정적, 영적, 재정적 등이다. 명확한 지도자나 안내자가 없는 그룹 setting에서 나는 학대행위(심리적 가학 및 인종, 종교, 성별, 민족에 대한 모욕 등)를 목격한 적이 있다, 이러한 경험의 여파는 심각하며 공개하기 어려운데, 성추행의 신고 및 그 결과에 적절하게 대응하기 어려운 것과 비슷하다. 이러한 상황이 반복되는 요인은 가해자의 카리스마와 사이키델릭 커뮤니티 내에서의 직위(영적, 학문적, 치료적) 및 그들이 자주 사용하는 가스라이팅(gaslighting)과 책임전가(blame projecting)들이다. “아무것도 아니야, 너 과도하게 반응하는거야” “네가 상상한거야” “너에게 문제가 있는 걸지도” “그들이 날 유혹했어” “나는 단지 그들의 이익을 위해서 그랬어” 등등. 우리는 이러한 현상에 대한 솔직한 토론이 절실한 상황이다.

모델의 부정적인 영향

사이키델릭 효과를 결정하는 데 set와 setting이 중요한 역할을 한다는 사실을 알기 전에, 일부 연구팀은 사이키델릭 사용을 항생제와 같은 약리학적인 “화학요법”으로만 접근했다. 예를 들어, 일반 자원자나 정신치료 프로젝트의 참여자들이 격리실 침대에 묶인 상태로 있다고 하자. 흰 가운을 입은 간호사가 방문의 작은 창문을 통해 안을 들여다보고, LSD에 취한 사람에게 몇 가지 질문을 던졌다가 메모를 적고나서 두 시간 동안 사라진다. 당신이 상상한 대로, 이런 연구는 제대로 실행될 수 없다.

이제 setting의 부작용에 관련하여 거의 정반대의 상황이 벌어지고 있다. 즉, 사이키델릭에 대한 연구팀의 기대와 믿음(이 경우 “화학요법”보다는 “entheogen”의 효과)이 “사이키델릭” 효과와 충돌한다. 여기서 말하는 것은 사이키델릭 영향의 실제 경험과 사이키델릭 모델의 가정 및 모델 지지자들의 신념과 맞지 않을 때 발생하는 충돌을 의미한다. 지도, 지시, 제약 및 강요 사이에는 미세한 선이 존재한다.

최근 존스홉킨스 대학교의 psilocybin-보조 정신치료 연구에서, 말기 환자가 위약으로 비정신활성 수준에 해당되는 미량의 psilocybin을 복용하고 자살한 사건이 발생했다. 대학교와 FDA 모두 이것을 “psilocybin의 부정적 영향”은 아니라고 결론내렸다. 그러나 나는 이것이 모델의 부정적 영향의 한 예라고 생각한다.

볼티모어 그룹은 설문조사로 정량화가 가능한 특정 심리적 목표에 도달하는 것이 사이키델릭의 치유방법이라고 믿으며, 신비로운 경험 모델을 사용하였다. 대상자들을 준비하면서 신비로운 상태의 이점을 강조하고, 약물세션 중에 신비로운 상태에 도달하는 방법에 대한 조언을 제공하며, 치료자는 급성 약물효과를 최적화하기 위해 가이드한다. 음악선택도 이러한 목표를 향해 유도하며, 신비로운 경험 신념 체계의 렌즈를 통해 통합이 이루어진다.

그렇다면, 죽음을 앞둔 환자가 신비로운 경험을 통해 영적이고 심리적인 치유를 기대하였는데, 비정신활성 용량의 약물을 투여받고 나서 겪었을 실망감과 의기소침을 상상해보라. 이것이 세션 후 11일째에 그가 자살하게 된 가장 큰 이유였을 가능성이 높다. 신비로운 경험을 덜 강조했다면(또는 안 했다면) 결과는 다를 수도 있었다. 그와 치료자가 고대하던 "도달점(breakthrough)"을 이루지 못했다는 서로의 실망감에 대처하기 보다는, 어떤 결과가 나왔든지 그에 따라 그냥 작업했을지 모른다. 따라서 다학제적인 "심리적 부검"은 매우 유익하며, 미래의 비슷한 비극을 예방하는 데 도움된다.

모델의 또 다른 잠재적 부작용은 누군가가 매우 이질적인 맥락에서 트립하는 경우에 발생한다. 이는 사람이 어디에서 왔는지, 어디로 돌아가는지 거의 신경을 쓰지 않는 토착 샤머니즘 모델(믿음과 관습)을 기반으로 하는 라틴 아메리카의 ayahuasca 수련원으로 여행하면서 생긴다. 이 모델은 깊은 정글에 있는 당시에는 이치에 맞을 수 있지만, 도시화된 북미나 서유럽 일상 환경으로 돌아와서는 사이키델릭 경험을 통합하는 것은 극도로 어렵다.

또한, 혼란스러운 setting에서 비도덕적 의료인이 사이키델릭 사용으로 흔들리는 사람을 이용하기도 한다. 이와 관련하여 흔히 듣는 사례는 정글에서 시행되는 ayahuasca 회복과정에서 무당이 참가자를 성적으로 학대하는 경우이다. 그 이유는 다양할 수 있지만, "우리 문화에서 나와 같은 무당은 고객과 섹스를 할 때 더 훌륭한 치유사가 된다"로 설득한다. 또는 "ayahuasca의 영혼이 당신의 치유를 위해서는 내 회복센터에 25,000달러를 내야 한다고 말했다."라고 설명한다.

본 장의 초반부에서 언급했듯이, 나는 사이키델릭의 잠재적 이득보다는 잠재적 부작용에 대해 강조하고 있다. 사이키텔릭이 얼마나 도움이 되는지에 관한 정보는 부족하지 않지만, 잠재적인 위험에 대한 것은 아직 불명확하다. 즐거움, 영적 목적, 뇌영상학적 또는 정신치료 등을 목적으로 하는 사이키델릭 트립을 결정할 때는 정보에 근거한 동의가 필수적이다. 알아야 할 사항에 대해 가능한 한 자세히 알아야 한다. 이 장에서는 사이키텔릭의 덜 매혹적인 면을 탐구함으로써, 당신의 결정이 정보에 입각해서 균형있게 이루어지길 바란다.

제 2 부

사이키델릭은 어떻게 작동하는가?

제 4 장

사이키델릭의 작동원리: 뇌

나는 사이키델릭이 어떤 효과를 내는지 설명할 때 "마음-뇌 복합체(mind-brain complex)"라는 용어를 즐겨 사용한다. 시각, 청각, 극도의 감정, 유체이탈 여행과 같은 약물효과를 마음 속에서 경험할 수 있는데, 이는 주관적인 경험이다. 반면에 사이키델릭은 약물이다. 사이키델릭은 특히 뇌에서 다양한 생물학적 반응을 일으킨다. 이러한 생물학적 효과와 주관적 경험 사이에는 신비한 방식으로 번역과정이 일어난다. 뇌와 마음 사이의 관계는 부인할 수 없지만 쉽게 설명할 수도 없다.

약물은 뇌와 사람의 의식적 경험에 영향을 미치고, 사람의 경험은 뇌에 영향을 미친다. 이는 사람의 생각과 느낌이 일부 뇌기능을 활성화하고 일부 기능을 억제하는 방식으로 이뤄진다. 이러한 방식은 특히 사이키델릭의 경험에서도 발생한다. 예를 들어, 신체의 인식을 잃었을 때 두려움으로 반응한다면, 그 두려움은 동일한 경우에 대해 기쁨으로 반응할 때와는 다르게 뇌기능을 바꾼다. 사이키델릭이 뇌와 정신에 미치는 심오한 영향과 상호의존성의 본질은 사람의 의식자체를 연구하는 데 강력한 도구를 제공한다.

현재 우리가 이해하는 바로는 마음-뇌 복합체에 대한 사이키델릭의 작용방식을 논의할 때에 열린 마음이 중요하다. 사이키델릭이 생물학적, 심리적으로 어떤 작용을 하는지 알고 있지만, 이러한 생물학적 변화가 어떻게 주관적 효과로 변환되는지 이해하지 못한다.

이러한 불확실성은 의식연구의 분야에서 골칫거리인데, 과학자들은 이러한 불확실성을 “설명의 격차”라고 부른다. 이 간극은 뇌의 물질적 과정(화학적, 전기적, 자기적)과 주관적 경험 사이에 존재한다. 철학자와 신경과학자 모두 이 간극을 쉽게 메울 수 없다고 본다.

예를 들면, LSD가 뇌의 특정 신경세포의 수용체에 결합하면 다른 신경세포 및 신경중추 사이의 연결에 변화가 시작된다는 사실은 알고 있으나 이러한 효과가 어떻게, 또는 왜 주관적 “트립(trip)”을 경험하게 만드는지 모른다.

사이키델릭이 뇌에 들어가는 방법

정신활성(psychoactive) 물질은 효과를 발휘하기 전에 먼저 뇌에 들어가야 한다. 거의 언제나 혈액을 통한다. 예외적으로 요추천자를[1] 통해 뇌와 척수를 감싸는 뇌척수액에 약물을 주입하거나, 뇌에 직접 주입하는 경우도 있다. 하지만 둘 다 권장하지 않는다.

그렇다면 약물이 혈류로 가는 과정은 어떻게 시작되는가? 즉, 다양한 “투여경로”에는 어떤 것이 있는가?

여기에는 구강경로(삼키기), 설하(혀 밑), 협측(buccal, 볼에 넣기), 직장(좌약 또는 관장), 경피(피부에 직접 적용), 피하(피부 밑 주사), 흡입(콧구멍으로 흡입), 흡연(기화 후 흡입), 근육주사, 정맥주사가 포함된다.

1) 이는 허리의 두 척추뼈 사이에 바늘을 삽입하여 척추관에 구멍을 뚫는 시술이다. 검사를 위해 뇌척수액을 조금 빼내거나 척추관에 직접 약물을 주입한다.

몇몇 약물들은 활성화되는 경로가 두 가지 이상이다. 예를 들어 ketamine은 경구 또는 설하로 하거나 코흡입, 흡연, 직장 또는 주사로 투여할 수 있다. 그러나 대부분의 화합물은 선호되는 하나의 투여법이 있다(예, LSD의 경우 경구투여, 5-methoxy-DMT의 경우 흡연).

경구투여는 약물이 체내로 들어가는 가장 느린 방법이며, 가장 부드럽게 시작되고 사라질 뿐만 아니라 지속시간도 가장 길다. 이 책에 나오는 대부분의 화합물에서 선호되는 경로이다. 복용 후 효과를 보이는데 걸리는 시간은 보통 15-60분이며, 공복이면 흡수가 더 잘된다. 대부분의 경구용 사이키델릭은 2시간에서 12시간에 걸쳐 효과를 발휘하며, ibogaine처럼 더 지속되기도 한다.

설하, 직장 및 협측의 경로는 경구보다 효과가 더 빠르며, 몇 분 이내에 시작된다. 이는 물질이 혈류에 들어가기 전에 위산이나 간효소가 이를 분해해서 효과를 떨어뜨리는 경우에 유용하다. 또한 직장 투여하면 mescaline이 함유된 San Pedro 선인장차처럼 독한 맛에서 비롯되는 메스꺼움과 구토를 피할 수 있다. Ketamine 약용캔디(lozenge)는 구강 및 설하로 흡수되며 의료환경에서 우울증이나 통증을 치료하는 데 사용된다.

협측경로는 일차 투여방법으로는 드물다. 일차 투여방법으로 협측경로를 사용하는 경우는 신선한 Salvia divinorum잎을 돌돌 말아서 볼에 넣어서 salvinorin A가 발생하는 것이다. 삼킨 Salvia 주스는 효과적이지 않지만 볼점막을 통한 흡수는 효과적이다.

피하 및 근육주사는 몇 분 안에 효과가 시작될 정도로 빠르다. 그러나 약물이 주입된 조직의 혈류량과 지방함량에 따라 차이가 있다. 또한 주사기술, 순수한 약물 및 멸균장비가 필요하다. 다소 복잡하고 기술이 필요하기 때문에 레크리에이션으로 사용할 때는 주사보다 흡입이나 흡연이 더 쉽다. 그러나 일부 ketamine 사용자는 1시간 동안 지속되는 효과를 노리고 근육투여를 선호한다. Ketamine의 근육주사는 우울증 치료를 위한 의료상황에서도 사용된다.

코흡입도 매우 빠르며 보통 몇 분 안에 효과가 시작된다. 레크리에이션 목적의 ketamine 사용자는 빠르고 짧은 약물효과를 경험하기 위해 흡입을 한다. 또한, ketamine 스프레이인 Spravato는 우울증 치료에 점점 인기를 얻고 있다. 대개 사람들은 DMT 및 5-methoxy-DMT와 같은 tryptamine을 흡연하지만, 일부는 이러한 화합물의 수용성 염을 흡입하기도 한다.

기화한 증기의 흡입(일반적으로 "흡연"이라고 부름)과 정맥투여는 약물을 혈류로 전달하는 가장 빠른 방법이다. 단기성인 tryptamine과 salvinorin A는 몇 심장박동 내에 효과가 시작되므로 흡연을 선호한다. 흡연은 그 자체로 단점이 있다. 기침이 그렇고, 잘못된 흡연법으로 인해 폐로 들어가는 약물양이 제한될 수 있고, 열에 의한 약물변화가 발생할 수 있으며, 약물증기가 폐에 해로운 영향을 줄 수 있다. 또한 흡입으로 너무 빠르게 효과가 나타나면 지남력을 상실하여 필요한 만큼의 용량을 미처 흡입하지 못할 수 있다.

가장 확실하고 효율적인 투여경로는 정맥주사이다. 뉴멕시코 연구에서 DMT를 투여한 방법이다. 효과는 심장박동 몇 번 안에 시작되어 2-5분 사이에 최고조에 이른다. DMT를 흡연했던 사람들은 정맥주사 경로가 반 단계 빠르다고 말한다. 정맥주사를 시행할 때는 약간의 기술뿐만 아니라, 가장 순수하고 깨끗한 형태의 약물도 필요하다.

일단 약물이 혈액에 들어가서 효과를 내려면 뇌까지 도달해야 한다. 뇌는 "혈액-뇌 장벽(blood-brain barrier)"을 통해서 혈액 안의 물질이 뇌로 들어오는 것을 매우 까다롭게 한다. 이 장벽은 뇌의 혈관을 감싸고 있는 촘촘한 세포로 구성되어 있다. 혈액-뇌 장벽은 특히 수용성 약물을 차단하는데, 이는 혈관을 둘러싸고 있는 지질 또는 지방층의 특성이다.

약물이나 물질이 혈액-뇌 장벽을 통과하는 데는 두 가지 주요 메커니즘이 있다. 알코올이나 전신 마취제와 같은 지용성 물질은 고농도 영역에서 저농도 영역으로 이동하는 확산을 통해 들어간다. 수용성 화합물이 통과하는 메커니즘은 능동수송으로, 뇌가 혈액-뇌 장벽을 거쳐 해당물질을 끌어들이기 위해 에너지를 소비한다. 능동수송은 뇌가 포도당과 같은 물질을 연료로 필요할 때 발생한다. 흥미롭게도 DMT는 뇌가 활발하게 운반하는 화합물로, 뇌가 정상적으로 기능하기 위해서는 이 물질이 필요하다는 것을 시사한다.

사이키델릭과 신경과학

사이키델릭이 뇌에 들어가면 어떻게 독특한 정신적 변화를 일으킬까? 시각, 청각, 황홀감, 통찰력 등을 경험하려면 마음-뇌 복합체의 기능에 변화가 필요하다.

나는 과학자들이 사이키델릭의 효과를 이해하려고 사용하는 생물학적, 약리학 및 뇌영상 연구에 접근할 때 두 가지 중요한 점을 고려한다. 그 중 하나는 사이키델릭이 인간의 뇌기능에 미치는 영향에 대해 거의 알지 못하던 2001년에 내가 쓴 DMT 책에 담긴 '하드 사이언스'에 대한 독자들의 반응이다. 당시에는 정보가 제한적이었지만 독자들은 신경전달물질, 수용체, 정신약리학에 대한 나의 논의에 빠져들었다. 하지만 당시 독자들은 너무 테크닉에 대한 내용이라 여겨서 그랬는지 그 부분을 건너뛰거나 책읽기를 완전히 중단하였다. 이번에도 다음의 정보가 무의미하거나 너무 테크닉에 치우쳐 있다고 생각되면 건너뛰고 넘어가도 된다.

또 다른 고려사항은 "뇌과학"의 힘을 현실적으로 평가하는 것인데, 뇌과학은 사이키델릭의 효과가 왜 그렇게 매력적인지, 그리고 이를 더 좋게 어떻게 사용할 수 있는지에 대해 알려준다. 다시 말해, psilocybin이 뇌의 "디폴트 모드 네트워크(default mode network)"의 활동을 감소시킨다면 어떨까? 아니면 사이키델릭 효과로 인한 '자아 해체'와 뇌기능의 특정 변화 사이에 관계가 있을까? 앞으로 살펴보겠지만, 이러한 객관적 데이터는 사이키델릭 효과에 대한 주관적 분석에서 이미 밝혀진 내용을 확인할 뿐이다. 적어도 나에게 있어 더 중요한 문제는 사이키델릭 경험을 자신과 타인의 이익을 위해 어떻게 사용하는 가이다. 동시에 나는 현재 진행되는 획기적인 연구를 무시하고 싶지 않다. 오히려 나는 '신기하다'는 생각을 염두에 두고 싶다.

즉, 현재 진행 중인 첨단기술의 연구에는 실제적인 결과가 있다. 따라서 이러한 연구는 특정 정신기능을 매개하는 특정 뇌영역을 표적으로 하는 새로운 사이키델릭의 개발에 도움이 될 것이다. 예를 들어, 보다 시각적이거나 감정적인 효과를 갖는 사이키델릭을 개발하고자 한다면 뇌의 시각적 또는 감정적 부분을 활성화하는 약물이 그러한 화합물의 후보가 된다.

또한 사이키델릭의 주관적 효과를 꿈이나 조현병에서 발생하는 변화와 비교함으로써 이러한 변화가 어떻게 발생하는지에 대한 통찰을 얻는다. 정신질환에서 이러한 데이터는 새로운 치료법으로 이어지게 된다. 즉, 사이키델릭 효과로 인한 뇌기능 변화가 정신병에서 나타나는 변화와 겹친다면, 사이키델릭 효과를 뒤집는 약물이 정신병 치료에 유용할 수 있다. 마지막으로, 전기, 초음파 또는 자기 에너지를 사용하여 뇌에서 사이키델릭 효과를 유도함으로써 약물 없이 뇌활동을 바꾸는 방법을 알아낼 수도 있다.

약리학

약리학은 생물학 시스템에 미치는 약물효과를 연구하는 학문이다. 특히 뇌에 대한 것은 신경약리학이라고 한다. 뇌에 관한 약물이 행동과 주관적 경험에 미치는 영향을 다룰 때는 신경정신약리학이라 하지만, 인간에서는 정신약리학이 더 일반적인 용어이다. 몇 가지 기본개념을 소개해보면, 뉴런은 신경세포이며, 이 책에서 말하는 뉴런은 뇌에 있다. 다른 신경세포는 척수와 장, 피부, 근육, 내분비선 등 몸전체에 존재한다. 인간 뇌에는 은하수에 있는 별의 수와 같은 약 1,000억 개의 뉴런이 있다. 뉴런은 신경전달물질을 사용하여 서로 소통한다. 신경전달물질은 신경세포 사이의 작은 공간인 시냅스를 통과하는 화학물질이다. 일반적인 시냅스의 폭은 20-40나노미터로, 무척이나 작다. 인간의 뇌에는 약 2-3조 개의 시냅스가 존재한다. 두 개의 뉴런이 소통할 때 시냅스전 뉴런과 시냅스후 뉴런이 정해진다. 시냅스전 뉴런은 신경전달물질을 시냅스로 방출하고, 신경전달물질은 시냅스를 통과하여 시냅스후 뉴런에 붙는다. 신경전달물질은 수십 가지이지만, 여기서는 노르에피네프린(또는 노르아드레날린), 도파민, 세로토닌, GABA(gamma amino butyric acid), 글루타메이트, 엔도르핀(뇌에서 만들어지는 opiate 유사물질)을 중심으로 살펴보겠다.

시냅스전 뉴런이 시냅스로 신경전달물질을 방출하면 이 신경전달물질은 자물쇠에 열쇠를 끼우는 것처럼 시냅스후 뉴런의 수용체와 결합한다. 각 신경전달물질 체계에는 세로토닌(5-HT) 2형과 도파민(DA) 1형 등 여러 하위유형의 수용체가 있다. 하위유형의 다수는 또 5-HT2A와 같은 고유 하위유형을 가지고 있다. 뇌의 모든 신경전달물질은 결합하는 특정 수용체가 있다. 신경전달물질은 시냅스후 뉴런을 자극하거나 억제할 수도 있고, 다른 신경전달물질에 대한 반응을 조절하기도 한다. 자극을 받은 시냅스후 뉴런은 이제 시냅스전 뉴런이 되어 자극에 반응한 신경전달물질을 주변 뉴런으로 방출한다. 그렇다면 특정 순간에 뇌에서 일어나는 방대한 신경전달물질 활동의 그물망을 상상해 보자.

신경전달물질이 작용을 시작하면 세 가지 방식으로 그 효과가 끝난다. 하나는 시냅스전 뉴런이 방출했던 신경전달물질을 진공청소기처럼 빨아들이는 것인데, 이를 재흡수라고 한다. 따라서 Prozac과 같은 SSRI계열의 항우울제는 세로토닌을 방출했던 시냅스전 뉴런으로 세로토닌이 재흡수되는 것을 막기 때문에 "선택적 세로토닌 재흡수 억제제(SSRI)"라 한다. SSRI는 세로토닌 재흡수를 감소시킴으로써 시냅스 안에 더 많은 세로토닌이 남게 하여 시냅스후 뉴런에 미치는 영향을 연장시킨다.

시냅스의 신경전달물질을 제거하는 또 다른 방법은 효소를 사용하여 비활성 부산물로 분해하는 것이다. 예를 들어 간효소는 약물을, 장효소는 단백질을, 폐효소는 대기오염 물질을 분해하는 등 신체가 해당 물질을 분해하는 방식이다. 한 효소인 모노아민 산화효소(MAO) A형(MAO-A)은 장에서 DMT를 매우 빠르게 분해하는데, 이때문에 경구투여 DMT는 효과가 없다. Ayahuasca에서처럼 MAO 억제제를 함께 복용하면 경구용 DMT가 장에 충분히 오래 남아 혈류를 통해 뇌에 도달할 수 있다. 마지막 방식으로, 신경전달물질이 시냅스 밖으로 흘러나올 수 있는데 이를 확산이라고 한다.

신경전달물질은 의식의 요소를 조절한다. 일반적으로 해당 신경전달물질의 활동을 조절하는 약물의 효과를 관찰함으로써 신경전달물질의 기능이 무엇인지 알게 된다. SSRI가 기분, 불안, 충동성 등에 효과를 보여서 세로토닌이 해당 증상에 관여한다는 사실을 발견했다. 마찬가지로 amphetamine이나 cocaine이 보상, 쾌락, 에너지 및 운동의 측면을 조절한다는 점에서 도파민이 여기에 관여한다는 사실을 알 수 있다.

신경내분비학

수십 년 동안 정신의학연구는 약물에 대한 호르몬 반응을 살펴봄으로써 마음-뇌 복합체를 이해하려 노력했다. 이렇게 약물이 호르몬에 미치는 영향을 연구하는 분야가 바로 신경내분비학이다. 그리고 약물이 어떻게 호르몬을 통해 마음을 변화시키는지 다루는 분야는 정신신경내분비학이다. 두 학문의 차이를 예를 들어 설명한다면, amphetamine이 아드레날린 호르몬 수치를 높이는 것을 연구하는 분야가 신경내분비학이고, amphetamine의 기분 및 에너지 증진 효과에서 아드레날린의 역할을 설명하는 것이 정신신경내분비학이다.

나는 DMT 프로젝트를 하면서 약물에 대한 여러 호르몬 반응을 측정했다. 이 결과로 DMT 효과를 매개하는 특정 호르몬의 중요성을 지지하거나 반박할 수 있다. DMT가 한 호르몬만을 증가시켰다면, DMT가 일부 세로토닌 수용체 외에 다른 수용체는 활성화하지 않는다고 제안할 수 있다.

대부분의 사이키델릭은 강력한 신경내분비 효과를 가지고 있다. 예를 들어, 내 연구에서 DMT는 스트레스 호르몬인 코티솔, 코티솔 분비를 자극하는 뇌하수체 호르몬인 부신피질자극호르몬(ACTH),[2] 생식기능과 모유생산에 관여하는 프로락틴, 성장호르몬, 베타 엔도르핀 등의 혈중농도를 높이는 것으로 나타났다. 베타-엔도르핀은 opiate유사 호르몬으로, DMT의 특히 즐거운 심리적 효과에 관여한다. 또한 DMT 투여 후 바소프레신이 비정상적으로 상승했다. 바소프레신은 친사회적 유대감 호르몬인 옥시토신과 유사하며, 이는 DMT 지원자들이 약물을 투여받은 후 때때로 느끼는 사랑의 감정을 설명하는 데 도움된다.

이 이론을 뒷받침하는 연구결과로 친사회적이고 유대감을 형성하는 '사랑의 약물'인 MDMA가 옥시토신 생성을 자극한다고 밝혀졌다. 옥시토신은 치료자에 대한 환자의 신뢰를 높여주며, 이는 외상후 스트레스장애 및 기타 질환에서 MDMA와 정신치료를 병행할 때 발생하는 강력한 긍정적 효과에 기여할 수 있다. 사이키델릭을 연구하는 신경내분비학적 방법은 현재 뇌영상 연구에 비해 인기가 적지만, 사이키델릭 효과에 관여하는 고유한 수용체와 호르몬을 세밀하게 분석할 수 있는 고유한 접근법으로서 항상 연구에 포함되

2) Adrenocorticotrophic hormone.

어야 한다. 이렇게 주장하는 이유는 뇌영상 연구에서는 아직 다양한 사이키델릭(예, 전통적 화합물과 MDMA)을 확실하게 구분할 수 없지만, 신경내분비 연구에서는 가능하기 때문이다.

뇌 네트워크와 연결성

뇌영상 기술의 발전으로 사이키델릭이 관련 수용체를 자극한 후 어떤 일이 일어나는지 이해하게 되었다. 이러한 방법을 통해 사이키델릭 효과에 대한 보다 통합적 모델을 구축할 수 있었다. 뇌파는 뇌 표면의 전기활동을 측정한다. 기능적 자기공명영상(fMRI)은 특정 뇌영역의 신진대사를 측정하여 해당 영역이 얼마나 활성화되어 있는지 보여준다. 양전자방출 단층촬영(PET)은 약물이 뇌의 어느 부위로 이동하고 신진대사에 미치는 영향을 알려준다. MEG(자기뇌파검사)는 뇌에서 생성되는 자기장을 측정한다. 또한 여러 기술을 통해 약물이 특정 뇌 영역으로의 혈류에 어떤 영향을 미치는지, 즉 대사활동을 간접적으로 측정할 수 있다. 달리 말하면, 신진대사가 적은 영역보다 활발한 영역에 보다 많은 혈액이 흐른다는 것이다. 이러한 기술을 통해 우리는 뇌 네트워크와 연결성이 중요함을 알게 되었다.

뇌의 네트워크는 서로 연결된 부위 또는 "허브"로 구성되며, 이 부위들이 함께 작용하여 복잡한 수준의 정신기능을 조절한다. 사이키델릭은 뇌의 허브 사이의 관계에 영향을 미쳐 여러 네트워크 내 및 네트워크 사이의 연결성을 변화시킨다.

디폴트 모드 네트워크는 사이키델릭의 주관적 효과와 뇌 기능의 변화를 연관시키는 데 특히 중요한 역할을 하는 것 같다. 광범위하게 분리된 허브는 몇 가지 "높은 수준"의 정신현상을 조절한다. 여기에는 자아감각, 공간에서의 방향감각, 주의력, 기억력, 기대감, 계획, 의미부여, 타인과의 관계 등이 포함된다. 이러한 기능은 단순히 시각을 매개하는 기능보다 훨씬 더 복잡하다. 즉, 단순히 시각적 지각의 존재 여부가 아니라 시각적 지각의 의미와 영향을 조절한다. 디폴트 모드 네트워크를 '자신(self)'과 내면 및 외부 세계를 매개하는 정신적 기능인 '자아(ego)'의 생물학적 대응 개념으로 간주할 수도 있다.

뇌기능에 대한 사이키델릭의 효과에 대한 논의에서 자주 접하는 용어는 "엔트로피"이다. 엔트로피는 특정 시점의 모든 시스템에서 무질서, 예측 불가능성, 무작위성의 정도를 나타낸다. 사이키델릭은 뇌 전체의 엔트로피를 증가시키며, 뇌 네트워크와 그 연결성에 관한 많은 연구 데이터가 이러한 효과를 반영한다.

뇌 엔트로피의 증가와 그에 따른 기능적 연결성의 변화는 의식의 '하향식'과 '상향식' 조절 사이의 균형을 변화시킴으로써 사이키델릭 경험을 유발할 수 있다. 전형적 사이키델릭뿐만 아니라 ketamine, MDMA, salvinorin A는 모두 디폴트 모드 네트워크 내부와 디폴트 모드 네트워크와 "하위수준" 네트워크 및 중추 간의 연결을 약화시킨다. 따라서 정보의 제어와 흐름이 "하향식"에서 "상향식"으로 전환되며, 특정 센터가 서로에게 더 많은 영향력을 행사한다. 다시 말해, 디폴트 모드 네트워크('최상위')는 더 이상 하위 네트워크('하위')에 강력한 영향력을 행사하지 않게 된다. 이러한 하위 네트워크에는 감각 및 감정 정보를 조절하는 네트워크를 포함한다. 이를 통해 이전에 디폴트 모드 네트워크에 의해 억압되거나 억제되었던 정보가 "자아"를 향해 "위로" 이동할 수 있다. 이 자아는 이제 새롭게 중요한 감정, 기억, 지각을 경험할 수 있게 된다. 이와 비슷하게, LSD는 뇌의 "반응 다양성"을 증가시킨다. 주관적으로 볼 때, 이는 창의력 및 새로운 정신적 연상이 필요한 다른 과정을 자극하는 사이키델릭의 능력에 해당된다.

또한 사이키델릭 경험의 여운과 뇌기능 사이에 생물학적 상관관계가 있음을 보여주는 데이터도 있다. 일부 연결성과 엔트로피 변화는 psilocybin에

한 번 노출된 후 며칠에서 몇 주 동안 지속된다. 이로 인해 마음-뇌 복합체에 특히 새로운 입력이 쉬운 '결정적 시기(critical period)'라는 개념이 생겨났다. 따라서 치료는 약물세션 후 며칠과 몇 주 동안 특히 효과적일 수 있다.

정신가소성 물질

사이키델릭이 심리적 효과와는 별개로 뇌에 유익한 영향을 미친다는 증거가 점점 더 많아진다. 이러한 효과는 신경생성(neurogenesis)과 신경가소성(neuroplasticity)이다.

신경생성은 뇌의 줄기세포에서 새로운 뉴런이 성장하는 것을 말한다. 줄기세포는 간, 심장, 갑상선뿐만 아니라 뉴런과 같은 다양한 세포 및 조직으로 성장할 수 있는 미성숙 세포이다. 사이키델릭이 새로운 뉴런의 성장을 자극한다는 사실은 많이 알려져 있다. 신경가소성은 신경연결의 수와 복잡성을 의미한다. 우리는 복잡한 가지 패턴을 가진 신경세포의 사진을 보았을 것이다. 신경세포의 가지가 많을수록 다른 신경세포와 더 많은 연결이 가능하다. 신경생성의 경우와 마찬가지로 사이키델릭은 신경가소성도 증가시킨다.

이러한 효과는 "정신가소성 물질(psychoplastogen)"[3] 이라는 새로운 용어의 탄생으로 이어졌다. 전형적 사이키델릭은 정신가소성 효과를 일으키지만, 적어도 동물모델에서는 정신을 변화시키는 특성이 필요하지 않을 수 있다. 하등동물에게 사이키델릭을 사이키델릭 효과가 없는 저용량으로 투여해도 사이키델릭 효과 용량만큼 정신가소성 효과가 나타나기 때문이다. 또한, 하등동물에서도 정신가소성은 있으나 사이키델릭 효과는 없는 사이키델릭

3) 이러한 약물들의 유익한 특성에 심리적 효과가 꼭 필요하지는 않다는 점을 의미하는 "신경가소성"이라는 이름이 더 낫다.

과 밀접한 관련이 있는 화합물도 있다. 이러한 화합물의 두 가지 예는 DMT와 ibogaine의 변형된 물질이다. 우울증, 약물남용 및 불안에 대한 동물모델을 사용한 연구에 따르면 사이키델릭 효과를 보이지 않는 정신가소성 물질이 증상의 호전에 긍정적인 효과가 있음이 입증되었다.

비사이키델릭 용량과 비사이키델릭 약물 모두에서 한번 투여한 후 60-90분 이내에 정신가소성 효과가 시작된다. 이는 ketamine, psilocybin, ayahuasca로 정신적 증상이 빠르게 완화되는 흐름과 일치한다. 이러한 효과는 몇 주에서 한 달 동안 지속된다. 흥미로운 점은 psilocybin의 정신가소성 효과가 ketamine보다 오래 지속된다는 것이다. 이는 우울증의 치료에서 ketamine은 psilocybin보다 짧은 간격으로 반복할 필요성을 뒷받침한다. 이러한 장기적 정신가소성 효과는 잔광(afterglow)현상과 정신치료 개입을 위한 결정적 시기의 근간이 된다.

이러한 데이터는 특히 흥미롭다. 한 가지 이유는 우울증이나 조현병 환자들의 뇌는 뉴런의 수가 적고 상호연결이 덜 복잡하기 때문이다. 따라서 정신가소성 물질은 이러한 결함을 복구할 수 있다. 이미 ayahuasca가 인간의 대뇌피질 두께를 증가시킨다는 데이터가 있다. 이러한 연구결과는 루게릭병(ALS),[4] 파킨슨병, 알츠하이머 치매와 같은 신경퇴행성 질환에 대한 사이키델릭를 사용한 인체실험 개발을 촉진하고 있다.

시험관 연구에 따르면 산소가 부족한 조건에서 DMT 상태의 신경세포가 더 오래 생존하며, 동물에서 DMT는 뇌졸중 병변의 크기를 감소시켰다. 또한 DMT를 투여한 동물은 뇌졸중으로부터의 기능회복이 더 빨리 이루어진다. 이러한 동물실험의 효과들은 행동변화를 일으키지 않는 DMT 용량에서

4) 근위축성 측색 경화증(ALS, 루게릭병)은 근육에 분포하는 운동신경세포가 죽어서 마비와 사망을 초래하는 질병이다. 유명한 Stephen Hawking도 이 병을 앓았다.

나타났다. 현재로는 급성 뇌졸중을 치료하거나 기능회복을 촉진할 수 있는 옵션은 거의 없다. 이러한 치료법이 과격한 스포츠경기, 사고, 전투, 가정폭력 등으로 인해 비극적으로 발생하는 외상성 뇌손상에서도 얼마나 중요할지 상상해 보라.

정신가소성 효과를 사이키델릭 효과에서 분리할 수 있다면 이러한 치료법은 쉽게 받아들일 만하다. 정신질환 또는 신경학적 질환을 완화하기 위해 심각한 정신의 변화를 굳이 경험할 필요는 없기 때문이다.

면역 및 항염증 효과

면역계가 사이키델릭에 어떻게 반응하는지 이제 막 밝혀지기 시작했다. 현대의 많은 질병이 비정상적인 면역 및 염증 반응으로 인해 발생하므로 이 분야는 특히 유망한 연구분야이다. 여기에는 자가면역질환, 알레르기, 심장질환, 치매, 위장장애, 암 등이 포함된다. 최근 연구에 따르면 사이키델릭은 매우 강력한 항염증제라고 한다. 비사이키델릭성 정신가소성 물질의 경우와 마찬가지로, 이러한 화합물 중 일부는 하등동물에서는 사이키델릭 효과가 없거나 또는 비사이키델릭한 저용량에서도 효과적이다.

제 5 장

사이키델릭의 작동원리: 마음

사이키델릭 약물의 효과는 내면의 경험이다. 이것은 주관적인 것이며, 내적 경험의 세계이고, 혼자 의식하는 것이다. 뇌활동이나 호르몬 반응과 같은 방법으로 측정될 수 없지만, 이것은 우리가 실제로 겪는 경험이다. 디폴트 모드 네트워크(default mode network)의 기능적 연결이나 세로토닌 수용체의 활성화의 결과가 아니다.

이전 장에서는 사이키델릭 약물 효과에 관한 생물학적 과학적 데이터를 요약했다. 이것들은 눈으로 확인할 수 있는 숫자 데이터이다. 강력한 수학적 기법을 통해서 "통계적 의미"를 입증한다. 그럼에도 불구하고, 그 데이터들은 사이키델릭 약물이 우리에게 하는 일을 설명하는 데 있어서는 우리의 주관적 경험보다 충분치 않다. 예를 들어, DMT 연구에서 연구참가자들의 주관적 경험에 대해 물어보았을 때, 비활성 위약과 극소량의 약물 사이의 차이가 입증되었다. 그러나, 생물학적 반응(예, 베타 엔도르핀 혈중 수치 상승)은 그렇지 않았다. 주관적 경험은 생물학적 데이터보다 더 민감하지만, 주관적 경험에 모두가 동의하는 것은 아니다. 현재까지 과학에서는 정신의 작동을 위한 용어, 개념, 과정에 대한 통합된 합의를 이루지 못하고 있다.

뇌과학에 비교했을 때, 마음 이론은 다양하다. 그 이론들에는 정상 마음, 병적인 마음, 그리고 변화된 의식상태에 대한 모델이 있다. 각각은 자신의 구조와 기전을 가지고 있다. 따라서 우리는 물리학이 아닌 "형이상학"을 다루고 있다. 형이상학은 주관적 경험에 대한 것으로, 우리만이 직접 알고 있는 것, "보이지 않는 것에 대한 물리학"이다. 어느 것이 옳은지를 검증하기 어렵기 때문에, 마음에 관한 이론들이 여럿 제시되고 있다. 이러한 맥락에서, 나는 특정 심리학 이론을 "증명"하기 위해 평가척도 데이터를 통계분석하는 것에 현혹되지 말자고 제안한다. 이러한 평가척도는 주관적 경험의 요소들을 포착하려고 시도하지만, 우리는 "슬픔"과 "행복"이 서로 다른 사람들에게서 같은 것을 의미하는지 알지 못한다. "쓰레기를 넣으면, 쓰레기가 배출"된다는 컴퓨터 용어는 그런 상황에 대한 적절한 격언이 될 수 있다.

심리이론 중에서 내가 가장 주의 깊게 연구한 세 가지는 정신역동/정신분석적 모델, 불교적 모델, 중세 형이상학이다.

프로이트의 정신분석학/정신역동 모델

"정신역동학"은 "아이는 사람의 아버지다"라는 가정을 갖고 있는 모델이다. 즉, 모든 사람은 예전의 행동방식 때문에 지금 이렇게 살아가고 있다는 것이다. 이는 특히 생의 초기에 사람들과의 상호작용의 중요성을 강조한다. 이는 생리적인 체질과의 상호작용을 통해서 고유한 성격을 발달시킨다. 프로이트가 체계화한 정신역동학 또는 "정신분석" 모델은 신뢰할 만하지만, 그의 근본적인 생각을 바탕으로 자신만의 이론을 만든 여러 사람들도 있다. 융학파, 인지행동, 내담자중심, 동기부여, 트랜스퍼스널 치료 등의 학파가 있다.

100년 이상 전에 프로이트는 정신기능에 대한 두 개의 상호보완적인 모델을 제시했다. 한 가지 모델은 자아(ego), 초자아(superego), 그리고 이드(id)로 구성되었다. 이들이 함께 작용하여 우리는 일상생활을 할 수 있다. 우리가 일하고, 사회적 규범을 따르고, 모든 범위의 감정을 경험하기 위해서는 이들이 필요하다. 프로이트는 삶의 의미에 관해 언급하면서, 즉 자아, 초자아, 그리고 이드가 함께 잘 작동한다면, 우리는 "사랑하고 일할 수 있다"고 말한 바 있다.

이드는 충동과 욕망을 담고 있다. 제멋대로 내버려두면, 이드의 공격적이고 성적인 욕구가 대혼란을 일으킬 수 있다. 초자아는 이드의 활동을 제한하는 가족 및 문화적 금기의 기능을 한다. 만약 인생이 모두 초자아라면, 매우 지루할 것이다.[1] 자아는 이 두 경쟁하는 힘 사이를 중재한다. 자아는 우리가 세상과 대면하는 것이고, 자아 안에는 사람들과 사물들, 그리고 우리 자신에 대한 우리의 감각이 있다. 자아는 마음의 "인식가능한" 부분이고 의식을 포함하고, 이드와 초자아의 경쟁을 조율한다.

프로이트는 또한 세 가지 수준의 인식 또는 의식을 제안했다. 의식(conscious)은 우리가 시시각각 인식하는 것들을 포함하고 있다. 예를 들어 우리는 펜으로 글씨를 쓰는 것을 의식한다. 전의식(subconscious)적인(역자 주: preconscious가 흔히 사용되는 용어이다) 정신내용은 인식에서 벗어나 있지만 약간의 노력으로 떠올릴 수 있는 것으로, 오늘 아침 메뉴를 기억하는 것과 같다. 어떤 것이 "혀끝에서 맴돌다" 기억하게 될 때, 그 기억의 저장소이다. 반면에 무의식(unconscious)은 우리가 아무리 노력해도 인식할 수 없다.

우리가 그것들을 바꾸려고 아무리 노력해도 설명할 수 없고 우리에게 도움이 되지 않을 수 있는 감정, 생각, 행동들을 통해 무의식의 존재를 간접적으로 알 수 있다. 정신역동학적 모델에서는 무의식적인 내용에 관한 단서가 꿈, 말실수, 유머, 그리고 정신치료 과정 중 전이를 통해 나타난다. 이 전이의 개념은 자신의 치료자와의 관계에 적용된다. 여기서 목표는 치료자와의 관계를

---

1) 같은 모델은 랍비 유대교의 두 가지 "성향"으로 "선"과 "악"의 성향이다. 다소 아이러니하게도, 악의 성향이 없다면, 누구도 결혼하거나, 아이를 낳거나, 돈을 벌거나, 집을 짓지 않을 것이라는 말이 있다. 이것은 이드의 성적, 공격적이고 경쟁적인 특성과 그것들이 우리 모두가 가치 있다고 생각하는 많은 삶의 요소들과 우리 종을 유지하는데 얼마나 필요한지 의미하는 것이다.

사용하여 인생에서 중요한 사람과의 어려웠던 관계를 명확히 하고 해결하기 위한 것이다.

이 두 모델은 서로 잘 들어맞는다. 우리, 정확히는 우리의 자아는 이드와 초자아 사이의 갈등, 예를 들어 누군가를 해치려는 생각과 그것을 제한하는 사회적 힘 사이의 갈등을 의식하지 못할 수 있다. 만약 이러한 갈등이 계속 무의식에 남아 있다면, 이를 해결하려는 시도를 의미하는 증상을 만들어낸다. 예를 들어, 만약 우리가 무의식적으로 상사에게 상처를 주고자 한다면, "신경증적" 해결책은 상사가 우리를 부를 때마다 편두통을 앓는 것일지도 모른다. 하지만, 이러한 "해결책"은 고통을 야기하고 우리의 삶을 방해하기 때문에 해결책이라고 하기에는 만족스럽지 못하다.

우리는 사이키델릭이 이들 모델들의 구성요소 중 하나 또는 둘 모두의 활동을 수정한다고 가정한다. 그들은 무의식과 의식 사이의 장벽에 더 많은 빈틈을 만들 수 있고, 이로 인해 이전에는 무의식적이었던 기억이나 감정을 인식하게 된다. 현재에 묻힌 감정을 느끼고, 더 성숙하고 덜 경직된 도구를 사용하여 현재 상황을 해결하도록 하는 것은 자아가 혁신적 해결책을 시도하는데 도움이 된다. 그러면 우리는 모호하고, 식별할 수 없고, 불쾌한 감정이나 자기패배적인 행동의 부담에서 이전보다는 자유로워진다.

사이키델릭은 또한 꿈에서처럼 갈등이나 소망의 시각적 상징을 만들어내도록 자극할 수 있다. DMT 연구참가자 중 한 명이 우주를 통해서 타지마할까지 여행하고 있는 자신을 보았다. 그리고 건축의 아름다움과 화려함은 그녀에게 강력하고 황홀한 감정을 불러일으켰다. 그녀는 쾌락을 못마땅해 하는 남자와 함께 살고 있었기 때문에, 이런 비전(환상)은 그녀가 평소 의식너머에 숨겨두어야 했던 소망의 성취를 나타낸다고 본다.

또한, 사이키델릭은 사이키델릭 정신치료자 또는 "setting"에서 중요한 인물에 대한 감정, 생각 및 연관성을 확대시킨다. 전이의 확대는 우리가 우리 삶에서 다른 중요한 사람들과 어떻게 관계를 맺고 있는지를 밝혀줄 수 있다.

이러한 과정의 일부 또는 모든 것이 성공적이면, 우리는 세상에서 그리고 내 자신과 함께 새로운 방식으로 존재하는 것에 대해 전보다 자유롭게 고려할 수 있다. 다시 말해, 사이키델릭은 성공적인 정신치료의 요인들을 증폭시키고 확대한다.[2)]

이전 장에서 논의한 생물학적 모델들을 다시 살펴보면, 뇌의 엔트로피와 프로이트 심리학과의 기능적 연결성 사이에는 연관관계가 있다. 자아(내부 및 외부 세계와의 상호작용을 매개하는 자기감, sense of self)는 디폴트 모드 네트워크에 해당한다. 뇌의 엔트로피와 정상적으로는 잘 연결되지 않은 부분의 연결성이 증가하게 되면, 디폴트 모드 네트워크가 포함하고 있는 잠재의식 및 특히 무의식적 재료들의 출현이 가능해진다. 잊혀진 기억의 회상, 새로운 생각, 신념, 감정갈등의 해결, 그리고 더 잘 적응하는 행동이 생길 수 있다. 마음이 덜 경직되고 보다 유연해진다.

불교의 아비다르마(Abhidharma) 심리학

내가 주의깊게 연구한 또 다른 모델은 불교심리학, 즉 아비다르마(Abhidharma)이다.[3)] 나는 1970년대 초에 이 동양사상을 처음 배웠다. 그 후 1976년, 나는 일단의 정신건강 전문가들과 함께 티베트 불교 라마승 밑에서 공부했다.

2) 반면에, 정신치료가 어떻게 작용하는 지는 그 자체로 신비한 것이다. 내가 정신건강의학과 전공의 생활을 하는 동안 지도전문의 중 한 명은 샌프란시스코 정신분석 연구소의 존경받는 정신분석가였다. 어느 날, 나는 그에게 정신치료가 어떻게 효과를 보이는 지를 물었다. 그는 진지하게(혹은 농담으로). 다음과 같이 대답했다. “나는 원숭이들이 서로의 등에서 이를 잡아주는 것과 같다고 생각해요.”

3) 불교의 가르침을 구성하는 세 개의 “바구니(baskets)”가 있다. 부처와 그 제자들이 다양한 주제로 강의한 Sutra, 사원 공동체의 규칙인 Vinaya, 불교 심리학인 Abhidharma이다.

그는 우리에게 명상에서 아비다르마 도구(tool)의 사용법을 가르쳐 주었다.

아비다르마는 마음과 의식상태에 대한 현상학적 접근법으로 특히, 다양한 종류의 명상이 만들어내는 변화된 의식상태에 대한 접근이다. 나는 '현상학'을 주관적 경험의 구성요소를 별도의 해석이나 설명을 덧붙이지 않고 분리한다는 의미로 사용한다. 그것은 "사실들, 단지 사실들"이다. 현상학적 접근에서는 어떤 경험을 "임사체험"이라고 부르는 것이 아니라, 그 상태의 특성을 묘사한다. 예를 들어, 하얀 빛, 위대한 평화, 우주를 날아다니는 것, 시간 감각의 상실 등으로 묘사한다.

마음에 대한 아비다르마의 모델은, "진행하고 있는 경험"이라는 인상을 주는 방법으로 작동하는 5개의 독립적이고 상호작용적 기능(단위)들로 구성되어 있다. 이것들은 신체인식, 느낌과 감정, 생각과 사고과정, 지각, 의지 또는 자아감각이다. 이것들은 의대생들이 정신의학 실습 중에 정신과 환자들을 인터뷰할 때 평가하는 법을 배우는 정신기능의 범주들과 유사한 것이다. 척도를 개발하면서 임상 정신의학과 불교 심리학이라는 두 가지 접근방식을 결합하였고, 각 "아비다르마/정신적 상태" 범주에 대한 질문을 포함했다. 예를 들어, "정서/감정"의 경우, 환각제 평가척도(Hallucinogen Rating Scale, HRS)는 개인이 경험하는 동안 얼마나 "안전", "공포", "평화" 또는 "불안"을 느꼈는지 질문했다. 그런 다음 이러한 응답을 집계하여 "감정" 점수를 계산했다.

HRS의 점수는 약물효과에 대한 현상학적 프로파일을 제공한다.[4] 예를 들어 DMT는 MDMA보다 더 "지각적"이고, MDMA는 대신 "정서적"인 쪽으로 더 많이 치우칠 수 있다.

우리는 사이키델릭이 그것을 복용하는 사람들에게 어떻게 이득을 가져다주는지를 이해하기 위해 불교 모델을 사용할 수 있다. 불교는 일상의 환상적

4) 사실, 그것은 어떤 변화된 의식 상태에 대한 프로파일을 제공할 수 있다.

(illusory) 본질을 깨닫는 것을 강조한다. 일상생활의 많은 부분에 수반하는 불행을 경험하는 "자신"는 근본적으로 없다. 모든 현상에는 본질적 존재가 "비어"있다. 대신 현실은 끝없는 현상의 발생, 존재, 소멸로 구성되어 있다. 따라서 사이키델릭이 그 지식을 얻는 데 도움을 준다면, 현실에 대한 보다 진실한 평가를 하기 때문에 고통은 자동적으로 줄어들 것이다. 불교수련 동안 psilocybin을 복용한 사람들에서 명상이 개선되는 연구결과는 이 개념을 뒷받침한다.

불교의 수천 년 된 가르침은 이러한 변화된 의식상태를 이해하고, 통합하고, 적용하기 위한 인지적 언어 플랫폼을 제공한다는 것을 기억해야 한다. 나는 이런 인지모델들이 사이키델릭을 통해 일어나는 변화상태에도 적용될 수 있다고 믿는다. 시간적으로 검증된 구체적인 가이드라인이 없다면, 이러한 경험의 비언어적이고, 대부분 자기중심적이며(내적 경험이며), 직관적인 특성(명상적이든 사이키델릭이든)은 "당신이 따라가면서 그것을 만들어 내는 것"에 적합하다. 지적, 도덕적, 그리고 윤리적으로 견고한 토대는 예를 들어 사람들이 무분별하게 "공(emptiness)"의 개념을 남용하지 않도록 할 것이다.

중세 형이상학

나는 사이키델릭의 심리적 그리고 영적 효과 모두를 이해하는 데 유용하다고 믿는 그리스 철학자이자 과학자인 아리스토텔레스의 모델을 소개하고 싶다. 중세 유대 철학자들이 개발한 버전, 특히 1200년대에 이집트에 살았던 랍비 및 철학자이자 의사였던 Maimonides의 판본을 참고하겠다. 이 모델의 특이성은 조금만 참고 따라와 준다면, 내가 매력을 느낀 이유를 알게 될거라고 생각한다.

아리스토텔레스는 정신을 두 개의 "단위(faculty)" 혹은 기능으로 나누었다. 하나는 이성 단위(rational faculty)나 지성이고, 다른 하나는 상상 단위

(imaginative faculty)나 상상이다.

이성 단위는 추상, 생각, 신념, 개념을 위한 정신 속의 장소이다. 눈에 띄는 형태가 없는 것들이다. 즉, 우리는 아이디어를 보는 것이 아니라, 생각한다. 이성 단위는 우리가 개념을 경험하고 기억하고 새로운 방식으로 결합하는 곳이다. 수학은 이성 단위의 내용과 운영을 보여주는 좋은 예이다. 중세연구자들에게, 비신체적인 사고는 우리 마음과 비신체적인 신 사이에 연결고리를 제공하는 것이었다. 이성 단위는 인간을 "짐승"과 구별하는 것이다. 그것은 영적 본성의 발현이다.

상상 단위는 그 밖의 다른 모든 것의 장소이다. 그것은 감각, 신체인식, 감정과 같은 "신체적" 정보를 포함한다. 그래서 철학자들은 상상 단위는 우리가 하등동물들과 공유하는 물리적이고 생물학적인 어떤 것이라고 믿었다. 이 시스템의 "상상"은 "상상", "비현실", "믿음" 등의 일반적인 정의와 다르다. 그것은 단순히 우리 마음 속에 존재하는 비추상적인 모든 것의 장소이다. 추상적이지 않은 콘텐츠를 체험하고, 기억하고, 예술작품과 같은 참신한 조합을 만들어 내는 곳이다.

중세연구자들은 상상 단위는 본질적으로 생물학 본성을 갖고 있어서, 특히 순응적으로 변화시키기 어렵다고 생각했다. 그들은 상상(단위)의 기능을 증대시킬 방법을 몰랐다. 그들은 그것이 뇌에 위치한다고 생각했고 따라서 뇌가 상상의 기능을 제한하는 것으로 판단했다. 할 수 있는 최선의 방법은 건강하지 못한 생활습관으로 그것의 기능을 저하시키지 않는 것이었다. 반면 이성 단위는 공부를 통해 성장과 발전에 순응하고 도덕적인 삶을 살 수 있었다. 그 도덕적인 삶은 또한 뇌의 건강을 유지하는데 도움을 준다.

Maimonides에게 예언의 달성은 히브리 성경 전통에서 가장 높은 영적 경험으로, 상상과 지성의 협업을 통한 "완성"과 함께 일어났다. 이것은 희귀한 일이었는데, 사람이 "완벽한" 뇌를 지니고, 지성의 완성을 위해 필요한 엄격

한 공부와 도덕성을 지니는 것이 드물기 때문이다.[5)]

예언자에게 완벽한 지성과 상상이 있다면 외부에 존재하는 신성한 정보(계시)를 받아들이는 수용성이 높아진다. 즉, 예언자와 소통하려는 "영향(계시)을 주는 신"이 있다고 가정하는 것이 아니라 예언자의 상태에 따라서 편재하는 신의 영향(계시)을 받을 수 있다는 것이다.

Maimonides의 모델은 신성한 영향(계시)이 그 사람 외부의 상상을 자극했다고 주장했다. 그리고 그 상상은 신성한 영향을 시각, 목소리, 감정, 그리고 다른 "신체적" 내용과 같이 지각되는 것으로 전환시켰다. 상상 콘텐츠의 신성한 근원 때문에 그 콘텐츠들은 신성한 정보를 담고 있었다. 완벽한 상상은 나약하고 타락한 상상을 통해 인지되는 것보다 더 명확하고 인식가능한 내용을 지각한다.

그러면, 완벽한 지성은 완벽하게 인식되고, 신성하게 창조된 상상의 내용으로부터 정보를 추출할 것이다. 이 정보는 이제 언어적, 개념적, 추상적으로 바뀌었다. 완벽한 지성은 또한 그 정보를 다른 사람에게 효과적으로 전달할 수 있다. 예언적 경험에 대한 히브리 성경의 설명에는 이 과정에 대한 수백 가지 예가 있다.

이 모델에 맞는 사이키델릭을 소개한다. 지금까지는 생물학적 상상을 크게 바꿀 수 없었다. 우리는 어느 정도 발달된 뇌를 가지고 태어난다. 우리의 감각은 아주 예리하고, 우리의 감정은 아주 정교하다. 그러나 사이키델릭은 상상을 자극하는 통로일 수 있다.

나는 DMT 연구에서 사이키델릭 경험이 "지적"이라기보다 훨씬 더 "상상"적이라는 것에 감명받았다. 연구참여자들은 그 경험의 감정, 시각, 정서,

5) 예언적 경험에 의해, 나는 히브리 성경에서 인간과 신이 상호작용하는 의식의 변화된 상태를 의미한다. 이는 단순히 "예측"이나 "점(占)" 이상으로 의미를 확장시킨다.

그리고 신체적 특성에 대해 매우 상세하게 설명할 수 있었다. 그러나 인지적 내용의 양과 참신성은 상대적으로 미미한 수준이었다. 이러한 경험은 단순히 연구참여자들의 기존 신념을 확인 또는 확장하거나 개인적 문제를 명확히 하는 데 도움을 주고, 그들의 의미를 향상시키며, 그들에게 더 큰 진실과 현실의 느낌을 심어주었다. 나는 이것이 상상이 자극된 결과라고 생각한다. 사람이 무엇이 진짜인지를 결정하는 방법은 궁극적으로 "느낌"과 관련이 있다. 그것은 이성적인 추론이 아니라 감정이다. 그리고 감정은 상상의 영역에 있다.

따라서 DMT를 포함한 사이키델릭들은 지성보다 상상을 자극하는 것처럼 보인다. 이런 방법으로, 중세연구자들은 갖고 있지 못했던, 상상을 강화할 수 있는 도구를 이용할 수 있다.

"자극된 상상"이 사이키델릭 상태에 있는 누군가에게 새로운 정보를 줄 수 있는 두 가지 방법이 있다. 하나는 항상 우리를 둘러싸고 있는 영적인 정보에 대해 앞서 언급한 수용성 또는 민감성이 높아지는 것이다. 이것은 나의 "종교적 신경학(theoneurological)" 모델의 기초이며, "신경신학(neurotheology)" 모델의 대안이다. 영적 경험에 대한 생물학의 중요한 모델인 신경신학은 그런 경험을 상향식 관점에서 다룬다. 뇌는 아마도 기도에 의해 야기된 뇌 반사의 활성화를 통해 내인성 DMT의 방출을 시켜서 신과 소통한다는 느낌을 만든다. 하향식 모델로서 종교적 신경학에서는 영혼의 세계가 뇌를 통해 우리와 소통한다고 가정한다. 이러한 관점에서 내인성 DMT는 형태가 없는 신성한 정보를 인지할 수 있게 한다.

지성이 발달할수록, 자극된 상상의 내용을 해독하는 능력이 높아진다. 여기서 사이키델릭 경험으로부터 무엇을 배울 지를 결정할 때, "set"에 포함된 지성의 역할을 본다. 한편으로, 트립은 일차적으로 "상상적"일 수 있는 미적 경험으로 재미있고, 흥미롭고, 참신하다. 또는 누군가 새롭게 풍부한 상상적인 내용을 발굴하려는 의도, 용어 및 유사한 도구를 가지고 있다면, 그것은 더 실용적이고 영속적인 정보의 원천이 될 수 있다.

나는 이 형이상학적 접근이 사이키델릭 경험의 결과를 결정하는데 있어서 기초가 되는 중요한 점이라는 것을 강조하는데 도움이 되기 바란다. 약물이 당신에게 보여주는 것을 처리할 수 있는 도구가 많아질수록, 당신은 더 많은 것을 얻을 수 있다. 상상적인 내용의 출처(신성, 외계인, 심리학)와 관계없이 지성이 더 발달할수록 더 많은 정보를 얻게 된다.

존재에 관한 메모

DMT, salvinorin A, 그리고 ketamine은 종종 "존재(being)"가 모습을 드러내도록 한다. 이 존재들은 우리의 눈 앞에서 자율적으로 움직인다. 그들은 인간이나 휴머노이드, 동물, 식물, 기계, 곤충 등 다양한 형태를 취한다. 그들은 힘, 지능, 의지를 가지고 있다. 그들은 텔레파시 및/또는 비언어적 방법을 사용하여 우리와 어느 정도 효율적으로 상호작용하고 소통한다. DMT 연구에서 참여자들과 나는 그 존재들에 대해 오랫동안 토의했다. 그들은 누구/무엇인가? 그들은 어디에 살고 있나? 그들과 어떤 관계인가? 등을 묻고 들었다.

연구 초기에, 나는 참여자들과의 개방된 의사소통을 위해 실험에 참여해야 했다. 이 실험에서는 DMT 세계의-그 세계의 주민인 그 존재들을 포함하여-"실제보다 더 실제적인" 특성을 액면 그대로 받아들이는 것도 있었다. 그렇지 않고, 만약 내가 참여자들의 경험을 액면 그대로가 아닌 다른 것으로 해석하였다면 즉, 그들의 경험을 약물에 의한 환각이나 무의식적인 프로이트적 갈등으로 간주하였다면, 그들은 그들의 경험 중 가장 흥미로운 측면을 생생하게 공유하지 못했을 것이다. 연구를 마친 후, 나는 그 존재들과 그들의 세계를 현실에 기초하여 설명할 수 있는 다양한 모델들을 탐구했다.

나는 몇 가지 모델을 검토하였고, 2000년에 출간한 나의 책 DMT: The

Spirit Molecule에서 각각의 모델들의 관련성에 대해 자유로운 추론을 했다. 어떤 것이든 가능하지만, DMT의 세계와 거기에 존재한다는 것들의 위치에 대한 퍼즐을 푸는 것은 불가능하다고 인정한다. 내가 할 수 있는 유일한 설명은 일반적인 "사이키델릭"의 정의로 돌아가서, 이 물질들은 이전에 보이지 않았던 것을 보이게 하는 것뿐이다.

형이상학자들의 체계를 이용하여, 우리는 "상상"을 그 존재들의 위치로 지목할 수 있다. 이것이 우리가 그들을 인지하는 장소이다: 그들의 외모, 우리가 듣는 것, 육체적으로나 감정적으로 그들을 둘러싼 우리의 느낌. 동시에 그들에는 정보가 포함되어 있다. 우리는 그들에게서 무언가를 배울 수 있다. 이 정보는 우리가 인지할 수 있는 방식으로 "치장"되어 있다. 그러나 이 정보가 우리 내부에서 나온 것인지 외부에서 나온 것인지 판단하는 것은 불가능하다. 우리가 확실하게 말할 수 있는 것은 이전에는 보이지 않았다는 점이다. 다른 "상상적" 내용과 마찬가지로 그 존재들로부터 정보를 추출하는 일은 지성, 이성 단위의 일이다.

주관적 경험과 결과

과학자들이 특정 유형의 사이키델릭 경험이 도움이 된다고 믿기에, 그 경험을 측정하는 평가척도를 개발했다. 그 경험과 척도의 결과 사이의 상관관계를 통해 그들은 사이키델릭이 어떻게 작용하는지를 설명하려 한다.

그러나, 여러 다른 경험들도 결과와 강한 상관관계가 있을 수 있다. 예를 들어, 최근 연구에서는 신비로운 경험 설문지의 점수와 알코올 중독자의 알코올 소비 감소 사이의 연관성이 입증되었다. 그러나 약물-효과 강도의 전반적인 측정치 사이의 상관관계도 강했다. 즉, 구체적으로 어떤 종류가 아니라 경험의 강렬함이 중요했다.

또 다른 예가 있다. 캐나다에서 알코올 중독자들을 치료하기 위해 LSD를 사용한 정신의학 연구자들은 LSD가 진전섬망(Delirium Tremens, DT)을 일으킨다고 믿었다. 진전섬망은 알코올 금단증상의 일종으로 알코올 의존자가 극심한 육체적, 정신적 고통으로 악몽같은 경험을 하는 임상 증후군이다. 많은 알코올 중독자들이 DT 이후 음주를 중단하기 때문에, DT와 같은 증상이 발생하는 정도의 LSD는 알코올 소비를 중단시킨다는 가설(모델)을 제안했다. 그리고 그들이 발견한 것은 이것이다. 따라서 "DT 등급 척도"의 점수가 신비로운 경험 설문지에 의해 측정된 결과와 동일한 상관관계를 나타낼 수도 있는가? 마찬가지로 치료가 어려운 우울증이나 통증의 개선과 높은 "DT 점수"사이에 연관성이 "자아 해리 척도"에서처럼 있는가?

사람들은 특정 모델의 set 및 setting에서 사이키델릭을 복용하거나 투여한다. 연구자 및 피험자가 DT 또는 신비로운 경험이 치료적이라고 믿는다면, 그리고 평가척도가 그 상태에 도달했음을 측정한다면, 그 상태의 도달은 결과와 관련이 있을 것이다. 즉, 약물효과와 그 상태에 도달했음을 알 수 있는 평가척도는 그 모델을 입증한다.

우리가 특정한 주관적 경험을 얻는 것이 "사이키델릭의 작동방식"이라고 믿을 때, 우리는 위험할 정도로 "마술적 사고"에 가까워지고 있는지도 모른다. 즉, "여러분이 해야 할 일은 이 상태에 도달하는 것뿐이며, 여러분의 문제가 무엇이든 상관없다. 그들은 그 상태의 효과에 마술처럼 굴복할 것이다.[6]

---

6) 메릴랜드 대학의 사이키델릭 정신치료 연구팀이 1970년대 초 미국 NIH에서 기금을 갱신받지 못한 이유가 여기에 있다. Eberhardt Uhlenhuth는 뉴멕시코에서 내 멘토 중 한 명이었고, 그들의 연구에 계속 기금을 지원할 지 결정하려고 현장 방문했다. Uhlenhuth 박사에 따르면, 발티모어볼티모어 연구팀- William Richards도 연구팀의 일원이었는데, 지금은 존스홉킨스에서 사이키델릭 정신치료 연구를 이끌고 있다-은 "종교에 빠졌다."
그들은 사이키델릭의 작용기전에 더 이상 관심이 없었다. 오히려, 그들은 그것이 신비한 경험의 성취라고 알았다. 이제 그 상태를 여기저기에 적용하려는 것만이 그들의 관심이었다.

신비주의나 다른 특정한 상태에서 일어나는 객관적 뇌기능의 변화가 실제로 "사이키델릭의 작동"방식과 비슷하다고 주장할 수는 없다. 이는 이러한 뇌변화가 단순히 사이키델릭 경험에 대한 비특이적인 뇌반응의 작동을 반영할 수 있기 때문이다. 예를 들어, 그 강도가 특정 정신상태에 도달하는 것보다 더 중요한 요소일 수 있다.

신비로운 경험의 많은 특징과 효과가 유익하다고 보이지만, 분별력을 유지하는 것이 중요하다. 그러한 경험에 동반하는 "수용", "열림", "자비"의 증가가 항상 좋은 것은 아니다. 우리는 정말로 폭력적 인종차별 사상과 행동을 더 받아들이고 싶은가? 어떤 사람들은 그렇게 하면서, 사이키델릭을 그러한 setting에서 사용할 수도 있다. 우리는 우리나 사랑하는 사람들을 다치게 하려는 사람들에게 동정심을 갖게 되는가? 마찬가지로, 약물에 의한 신비주의 상태의 비언어적인 "형언할 수 없는" 특성은 학대과 조작에 노출되게 한다. 즉, 그러한 경험의 정보내용이 비어있는 칠판 상태라면, 솔직히 심각한 정도는 아니더라도 잘못된 신념과 영향의 희생양이 될 수 있다.

제 6 장

사이키델릭, 만병통치약, 위약, 그리고 정신가소성물질

이 장에서는 가설을 다루는 부분이 많기 때문에, 이론적인 고려사항이지 확정된 사실이 아니라는 점을 먼저 밝혀 둔다. 하지만, 나는 이 가설들이 사이키델릭이 어떻게 작용하는지에 대한 미래의 연구를 위한 중요한 방향을 제공한다고 생각한다.

이 가설은 사이키델릭의 만병통치약(panacea)과 같은 특성이 위약반응을 강화하는 생물학적 효과 때문이라고 본다. 새로운 신경세포를 성장시키고 연결의 복잡성을 증가시키는 정신가소성(psychoplastogenesis)을 통해 이런 효과가 나타나게 된다. 이러한 정신가소성 메커니즘은 사이키델릭 경험 없이도 작동한다. 그럼에도 불구하고, 사이키델릭 경험이 있든 없든, set와 setting은 "사이키델릭" 약물의 투여결과를 결정하는 데 여전히 중요하다.

사이키델릭을 사용한 통제된 임상시험은 사이키델릭이 우울증, 알코올중독, 담배 및 opiate 의존성, 강박장애, 외상후 스트레스장애, 통증, 자폐증, 불안 및 생의 말기 절망감(end of life despair)에 대한 효과적인 치료법임을 보고한다. 사이키델릭은 또한 명상이 잘 되도록 하고, 종교모임에서 성직자들의 역할을 돕고, 더 개방적이고, 유연하며, 수용적이고, 동정적이 되도록 사람의 성격을 변화시킨다. 실험실 외부의 연구들은 사이키델릭은 자연에 대한 감수성과 가정의 화목을 증가시키고, 진보적인 정치를 육성하고, 형이상학적인 믿음을 변화시키며, 죄수의 재범을 감소시키고, 섭식장애와 두통의 심각성과 섬유근육통의 증상을 감소시킨다고 보고한다. 치매, 뇌졸중, 외상성 뇌손상, 파킨슨병, 그리고 ALS와 같은 신경퇴행성 질환에도 유용할 수 있다. 신나치와 다른 급진단체들이 그들의 신념을 강화하기 위해 사이키델릭을 복용하고, Charles Manson이 연쇄살인범으로서의 지위를 확고히 하기 위해 그의 추종자들에게 LSD를 투여했다는 것 또한 사실이다.

만병통치약과 위약

만병통치약은 라틴어로 "모든 치유" 또는 "모든 치료"에서 유래한 것으로, 어떤 어려움이나 질병에 대해서도 제시될 수 있는 해결책이다. 의학적/심리학적 맥락에서 만병통치약은 설탕 알약처럼 완전히 불활성 물질일 수 있다. 이것은 고전적인 "위약"이다. 반면에 생물학적 효과가 있어서 수많은 질병에 도움이 될 수도 있는데 이것은 능동 위약이라고 부른다. 생물학적 활성이 있는 Prozac이 처음 나왔을 때, 사람들은 그것을 만병통치약처럼 사용했다. Prozac의 세로토닌 재흡수 억제 효과는 "세로토닌 결핍을 수정하는 것"이 이 약물의 광범위한 효능을 설명하는 가설로 이어졌다. 마찬가지로, 나는 사이키델릭의 생물학적 효과가 모든 것에 대한 치유적 특성의 기초가 된다고 믿는다.

위약은 라틴어로 "내가 할께요(I will please)" 또는 "내가 기쁘게 할께요(I will pleasing)"을 의미한다. 위약은 생물학적으로 불활성이거나 활성일 수 있다. 현재까지 연구들을 통해 설탕 알약과 같은 "비활성" 위약조차도 측정가능한 객관적인 생물학적 효과를 보인다는 것을 알고 있다. 면역, 염증, 호르몬 그리고 뇌기능이 변화한다. 예를 들어, 엔도르핀은 위약 진통제의 효과를 만든다. 이는 opiate/엔도르핀 차단제인 naloxone이 위약 진통을 억제하는 것으로 입증되었다.

위약효과는 치료반응이 그 치료만으로 기대할 수 있는 것보다 더 크거나 다른 반응을 보이는 것이다. 위약효과는 일상적인 의료행위에서 어떤 역할을 한다. 예를 들면 약을 처방하는 의사는 심장약물, 천식 흡입기, 심지어 암에 대한 약물을 처방하면서 긍정적인 반응을 장려한다. "이것이 당신에게 도움이 될 것이라고 믿고 기대한다."라고 말한다. 정신의학의 영역에서, 정신치료를 항우울제와 같이 시도할 때 이와 비슷한 기전이 작동한다. 두 가지 사용이 하나만 사용하는 것보다 더 효과적이다. 이것은 setting(이 경우, 지지적이고, 격려하는 정신치료)이 생물학적 치료의 효과를 어떻게 향상시키는지 보여주는 예이다.

위약효과의 기능적 정의는 마음-뇌 복합체의 내재한 심리적, 생물학적 변화 기전을 새롭게 활용하는 것이다. 생물학적 효과를 가진 치료에 대해서 위약은 부가작용을 하여, 치료를 더 효과적으로 만든다.

이 정의는 이렇게 내재한 기전의 새로운 활용이 치유라는 결과만 가져온다고 가정하지 않는다. 내재한 생물학적, 심리적 변화 과정의 활성화가 부정적인 결과를 초래할 수도 있다. Nocebo 반응은 예후나 치료에 대한 부정적인 기대가 얼마나 부정적인 결과를 더 초래하는지를 설명한다. 위약의 구체적인 효과는 set와 setting에 따라 달라진다. 즉, 위약을 받는 사람과 제공하는 사람이 보고 싶어하고 기대하는 것을 반영한다.

Set와 setting을 자세히 살펴보기

Set는 사이키델릭 경험 당시 우리가 어떤 상태인지를(누구인지를) 의미한다. 정신적, 신체적 건강은 중요한 역할을 한다. 이 장의 목적을 위해, 나는 set의 특정 요소들을 강조하고 싶다. 이것들은 선택편향, 기대, 피암시성, 최면

가능성이다.

선택편향은 애초에 누가 사이키델릭 약물을 복용하기로 결정하는지에 영향을 미친다. 사람들은 사이키델릭에 대한 관심 때문에(실험실 내에서나 외부에서나) 복용한다. Psilocybin 연구에 자원한 우울증 환자들은 psilocybin이 그들의 기분을 향상시킬 수 있다고 믿는다. 그러므로 그들은 이것을 믿지 않는 사람들과는 근본적으로 다르다. 라틴아메리카 치료센터에서 ayahuasca를 복용하는 사람들도 그것이 도움이 되리라고 믿는다. 이를 특정 결과를 기대하게 된다. 기대가 없는 사람들은 그러한 활동의 참여를 스스로 선택하지 않을 것이고, 심지어 그들은 psilocybin과 ayahuasca 대해 다른 반응을 보일 수도 있다.

기대는 어떤 일이 일어나거나 사실이 되기를 바라거나 생각하는 상태이다. 누군가가 기대하는 것은 긍정적이거나 부정적일 수 있다.

피암시성은 특정한 것을 믿고 다른 사람의 제안에 따라 행동하는 경향이 있는 특성이다. 암시의 영향을 잘 받은 사람은 최면감수성이 높다. 즉, 최면에 걸리기 쉽다. 스스로에게 특정한 것을 암시하는 '자기 암시' 현상도 있다. 이것은 명상이나 깊은 이완과 같은 변화된 상태에서 실행하는 자기긍정의 효과가 나타나는 기전이며, 둘 다 피암시성을 증가시킨다.

물리적 환경 외에도 setting에는 주변 환경들의 집합이 포함된다. 사이키델릭 제공자들은 약의 효과에 대한 확실한 기대를 가지고 있고 당신이 그러한 효과를 경험할 것이라고 암시한다. 그들은 또한 당신이 변화된 상태에 있을 때 그 효과를 보는 방법에 대한 암시를 할 것이다. "이것을 하고, 그것이 일어날 거야." 이것들은 암시이다. 원하는 결과의 가능성을 높이는 한 가지 방법은 피암시성을 높이는 것이다. 최면이 바로 그런 힘을 갖고 있다. 사이키델릭도 마찬가지이다.

최면은 암시에 반응하는 강화된 능력이다. 종종 이러한 향상된 능력은 의식의 변화 상태, 즉 "트랜스(무아지경)"을 통해 나타난다. 누군가가 더 암시적일수록, 그들은 최면에 더 민감하다. 어떤 사람들은 최면을 "기만이 없는 위약"라고 부른다.

최면에서는 어떤 일이 일어난다는 암시를 받고 있다는 것을 안다. 약리학적 활성 물질(예, 진통제)을 받고 있다고 생각할 때, 효과에 대한 암시는 결과에 긍정적 영향을 미친다. 암시를 더 효과적으로 만드는 "트랜스(무아지경)" 또는 의식상태의 변화는 임상환경과 관련된 단서를 통해 발생한다. 권위적인 분위기와 벽에 걸린 졸업장, 친절하지만 정확하고 유능한 간호사, 대기실의 냄새 등으로 하얀 가운을 입은 의사에게 "감혹(entranced)"된다. 알약에 대한 믿음은 "set"의 일부이다. 진료실 환경을 구성하는 옷차림과 기대는 "setting"이다

위약, 최면, 피암시성, 기대 사이의 관계는 복잡하고 다방향적이다. 반응에 대한 기대가 클수록 반응속도가 향상된다. 기대가 큰 사람들이 선천적으로 피암시성이 더 높을 수도 있다. 이러한 피암시성의 차이는 기대의 역할에 영향을 미친다. 즉, 누군가가 피암시성이 높을수록 효과에 대한 기대는 더 커진다. 따라서 피암시성이 증가하면 위약반응이 더 크리라고 예측된다. 즉, 이러한 기전이 작동하여 위약반응이 강화되면 그 결과는 치료자체에서 예상되는 것 보다 크다는 최종결과에 이른다.

위약반응의 핵심요소는 의식(인식) 밖에서 발생한다는 것이다. 그것은 무의식적이다. 활성화된 위약반응에 상응하는 주관적 요소는 없다. 우리는 이 활성화의 결과(예, 통증 완화)를 볼 수 있지만, 위약의 작동 중에 의식을 보거나 듣거나 냄새를 맡거나 경험하지는 않는다.

사이키델릭과 위약효과

그렇다면 사이키델릭은 최면, 기대, 암시, 만병통치약, 위약에 대한 우리

의 논의에 어떻게 들어맞을까?

사이키델릭 약물은 많은 효과를 낼 수 있으며 그 효과가 복용자들의 바람과 제공자들의 소망이 투영된다는 부분에서 타의 추종을 불허한다. 그러나 사이키델릭은 최면이나 강화된 암시를 통해서만 행동하는 불활성 위약은 아니다. 그것들은 또한 강력한 생물학적 효과를 가지고 있다. 이러한 효과는 set와 setting과 상호작용한다. 따라서 생물학적 특성을 통해 위약반응을 확대하기 위해 사이키델릭을 고려할 수 있다.[1)]

1960년대의 실험들은 최면과 LSD의 병합으로 LSD나 최면의 단독보다 더 강력한 변화상태를 만들었다. 이 경우, 암시는 “사이키델릭”으로 변화된 상태를 경험하는 것이었다. LSD는 최면/암시의 효과를 확대했고, 최면/암시는 LSD의 효과를 확대했다. 이러한 발견은 “사이키델릭 최면(hypnodelic)의 효과”의 개발로 이어졌다.

더 최근의 데이터에 따르면 LSD는 피암시성을 증가시킨다. 게다가, 사이키델릭 약물에 취한 척하는 사람들과 함께 있을 때 불활성 위약을 복용한 피험자들도 사이키델릭 효과를 경험한다. 이 두 가지 최근의 연구결과들은 1960년대의 사이키델릭 초기 연구결과를 지지한다. 즉, LSD가 피암시성을 증가시키고, 암시는 사이키델릭 경험으로 이어진다.

그러나 사이키델릭이 항상 원하는 결과를 만들진 않는다. 이것은 그들이 항상 위약반응을 확대하는 것은 아니기도 하고/또는 조건이 위약반응을 나

1) 약물, set와 setting, 최면, 기대, 피암시성 사이의 이러한 상호작용은 사이키델릭이 세뇌 또는 행동변화의 목적으로는 효과적이지 않은 이유를 설명해 준다. 사이키델릭이 “누군가를 암살자로 바꾸기” 위해서는 먼저 기존에 살인/폭력적 충동이 있어야 한다. 적절한 set가 없다면, 단순히 이질적인 set의 신념을 심는 것만으로 setting을 조작하긴 어렵다. 현재의 사이키델릭 연구에서 누구도 연쇄살인범이 되지 않았다. 마찬가지로, Manson (연쇄살인자) 추종자 집단의 누구도 그 집단의 일원으로 있으면서 수도승이 되지는 않았다.

타내지 않기 때문일 수도 있다. 또한 위약 활성화에는 특정한 "사이키델릭 경험"이 필요하기도 하다. 앞 장에서 제안한 바와 같이, 어떤 특정한 상태를 중개하는 결과 대신, 핵심요소는 경험의 강도일 수 있다. 강렬함이란, 심오한 의미와 중요성의 느낌을 의미한다. "이것은 실제보다 더 현실적이다" 혹은 "이것은 내 인생에서 가장 중요한 경험이었다"와 같은 진술들은 무언가 중대한 일이 일어났다는 느낌의 본질을 표현하고 있다. 따라서, 우리는 강화된 위약 반응의 사이키델릭 활성화와 상관있는 주관적 요소라는 임계치에 도달하는 의식상태라고 가정한다.

우리는 이 질문들을 실험적으로 다룰 수 있다. 예를 들어, 피암시성이 높은 사람들일수록 사이키델릭-보조 치료에 더 강력하게 반응하는가? 위약반응성이 더 높은 알레르기가 그렇지 않은 암보다 더 호전되는가?

비사이키델릭성 정신가소성 사이키델릭

정신가소성물질(psychoplastogen)의 발견과 정신질환에서의 잠재적 이득은 이 논의에 매혹적인 주제를 더했다. 그들은 사이키델릭들이 치료작용을 발휘하기 위해 반드시 주관적 경험이 필요하지 않다고 제안한다.

DMT, psilocybin, ketamine과 같은 사이키델릭 약물을 비사이키델릭 용량으로 주어도 뇌의 새로운 뉴런의 성장인 신경생성(neurogenesis)을 증가시킨다. 또한 신경가소성(neuroplasticity, 신경세포간 연결의 수와 복잡성)을 증가시킨다. 실험실에서 변형된 DMT와 ibogaine은 동물에게 정신가소성 물질이지만 사이키델릭은 아니다. 이러한 비사이키델릭성 정신가소성 물질은 또한 불안, 우울, 중독의 하등동물 모델에서 효과를 나타낸다.

인간에게는 정신가소성 물질과 항우울제 효과 사이에도 관계가 있다. 뇌세포의 손실과 연결의 감소는 특정한 정신의학적 조건에서(역자, 이를테면 우울증) 발생한다. 따라서 신경생성과 신경가소성을 자극하는 것이 우울증에 도움이 되리라는 믿음은 타당하다. 나는 인간에서 장기간의 ayahuasca 투여가 어떻게 대뇌피질의 특정 부위의 두께를 증가시키는지 보고한 바 있다. 또한 인간의 경우, 사이키델릭의 항우울효과는 60-90분 사이에 발생하며, 동물 모델에서 신경가소성의 증가를 볼 수 있다. 또한, 이러한 효과는 시간이 지나도(2주에서 1개월) 지속되며, 사람의 경우 약물세션 후에도 약하지만 실질적인 효과가 계속 누적되는 잔광(afterglow) 또는 "결정적 시기(critical period)"에 해당된다. 또한 이 결정적 시기는 정신치료의 효과가 특히 강력할 수 있는 시기, 즉 피암시성이 강화된 시기라는 것을 기억해야 한다.

비사이키델릭성 정신가소성 물질의 개발은 정신가소성과 사이키델릭 특성이 반드시 동반될 필요는 없음을 증명한다. 충분히 강한 정신상태는 정신가소성 반응의 활성화를 반영할 수 있지만, 사이코델릭 경험이 없는 경우에도 동일한 반응이 발생할 수 있다.

정신가소성 물질에 대한 치료반응은 적어도 하등동물에서 사이키델릭 경험을 필요로 하지 않는다. 만약 이것이 인간에게도 사실이라면, 치료반응은 의식적인 인식 밖에서 발생할 것이다.[2] 위약반응도 마찬가지이다. 우리는 그것의 작동을 의식하지 못한다. 두 현상이 관련이 있을까? 즉, 정신형성의 효과가 위약효과의 밑바탕에 깔려 있는가? 만약 그렇다면, 이것은 위약반응에 기여하는 기전인 피암시성과 최면성을 증가시킴으로써 발생가능하다. 이것은 중요한 질문이고 우리는 그것에 실험을 통해서 대답할 수 있다. 즉, 비사이키델릭성 정신가소성 물질이 피암시성을 증가시키는가?

위약과 마찬가지로 사이키델릭 또는 비사이키델릭 정신가소성 효과는 비

2) 만약 이 물질들이 변화된 의식상태를 유발한다면, 그 상태는 사이키델릭하지 않을 것이다.

특이적이다. 둘 다 방향성이 필요하고, 그 방향성에는 set와 setting이 포함된다. 신경세포들 사이의 새로운 연결은 무작위적이 아니라 그것들이 일어나는 생물심리사회적 상황을 반영한다. 예를 들어, 폭력적인 포르노를 보면서 발전하는 새롭고 더 복잡한 연결은 숲에서 명상을 하면서 일어나는 연결과는 다르게 변한다.

사이키델릭 효과가 없더라도 이러한 화합물의 정신가소성 특성을 지향하는 정신치료 및 기타 방법은 각각의 단독 처방보다 더많은 이득을 제공한다. 사이키델릭 정신가소성 물질과 결합한 정신치료가 비사이키델릭 정신가소성 물질과 결합한 정신치료보다 더 효과적인지 판단하는 것은 흥미롭다. 만약 더 효과적이지 않으면, 비사이키델릭성 정신가소성 물질은 일반 항우울제와 같다고 본다. 그 자체로는 효과적이지만, 아마도 정신치료를 받을 때만큼 효과적이지 않을 것이다. 적어도, 비사이키델릭성 화합물은 고도로 변화된 상태를 요구하는 사이키텔릭 화합물보다 대중이 받아들이기 더 쉽고, 활용성이 더 크다.

정신가소성 물질을 치매나 뇌졸중과 같은 단순한 신경학적 상태에서 사용할 때에도 setting을 최적화하기 위해서 정신의학적 상태처럼 고려한다. 손상된 뇌영역의 재생은 최적의 재생을 지향하는 물리치료 및 기타 재활치료와 결합할 때 가장 효과적이다.

하지만 사이키델릭 효과를 경험하고 싶은 사람들은 어떨까? 이는 신경과 질병을 위해 비사이키델릭성 정신가소성 물질을 사용하는 입장과 가장 반대에 있다. 쾌락, 레크리에이션, 미적 경험의 향상은 사이키델릭을 복용하는 타당하면서도 가장 인기있는 이유이다.

정신의학적 상태와 웰빙을 위한 경우는 이 스펙트럼의 중간에 위치하며, 사이키델릭과 비사이키델릭 사이의 균형이 가장 적절하다. 여기서 나는 비사이키델릭성 정신가소성 물질이 자체로 효과적이지만, 정신치료, 명상, 기대와 피암시성 등을 이용하는 다른 방법들과 결합할 때 더 효과적이라고 예상한다.

만약 그렇다면, 그래서?

사이키델릭이 정신가소성 효과를 통해 위약반응을 확대한다는 이 제안의 실질적 결과는 무엇인가? 이 가설은 set과 setting의 역할과 생물학의 역할 사이에 기능적 연결을 제공한다. 그것은 set과 setting이 어떻게 약물경험의 결과를 결정하는 지에 대한 주관적 현실을 객관화한다. 결국 마음과 몸의 관계는 더욱 부정할 수 없게 된다.

제 3 부

사이키델릭 약물들

제 7 장

전형적 사이키델릭 약물들

우리가 "사이키델릭"라는 용어에서 가장 많이 떠올리는 물질들은 자연계와 동물계에서 발견되는 천연물질을 포함한다. 우리는 이들에 대한 많은 지식을 갖고 있으며, 아메리카 원주민부터 현대 서양사회까지 오랜 기간 사용했던 경험을 갖고 있다. 이러한 화합물들에는 선인장인 peyote와 San Pedro에서 발견되는 mescaline, "매직"버섯(magic mushroom)에서 발견되는 psilocybin, 다양한 식물과 동물에서 발견되는 DMT, iboga plant에서 발견되는 ibogaine, 그리고 소노라 사막 두꺼비(Sonoran Desert toad)의 독에서 발견되는 5-methoxy-DMT가 포함된다. LSD는 합성물질이지만, 곡물에 자생하는 천연 균류의 유래물질이다.

Mescaline, peyote, San Pedro

Mescaline을 함유한 peyote 선인장의 사용은 다른 식물성 사이키델릭에 비해 더욱 오랜 역사를 가지고 있다. Mescaline의 발견과 그의 정신활성 효과는 사이키델릭에 대한 서양의 과학적 관심의 시작을 의미한다.

역사

Mescaline을 함유하는 peyote와 San Pedro 선인장은 수 천년 동안 서반구 토착민들의 사회, 치유, 종교적 영역에서 중요한 역할을 해왔다. Peyote 선인장의 전통적인 이름으로는 hikuri와 hikuli가 있다. Peyote의 사용과 관련된 원주민은 멕시코의 Huichol과 Tarahumara족이다. Peyote의 식물학적 이름은 Lophophora williamsii이며, 이는 아즈텍족과 아즈텍족 이전의 종교적 의식에서 오천 년 이상 거슬러 올라갈 수 있다.

San Pedro의 사용은 현대 페루와 그 주변을 중심으로 이루어졌으며 3000년이 넘었다. 여러 종의 정신활성 San Pedro 선인장이 있으며, 모두 Trichocereus(다른 이름으로, Echinopsis) 속에 속한다. 일반적인 종은 T. pachanoi와 T. peruvianus이며, 전통적인 이름으로는 huachuma와 wachuma라고 한다.

Peyote 선인장을 사용하던 원주민들은 북쪽으로 이주하여 기독교와 결합하면서 1800년대 후반에 Native American Church(NAC)가 되었다. 이것은 가장 큰 아메리카 원주민 종교로 25만 명의 신도가 있다고 주장하며, 캐나다 Saskatchewan의 대초원까지 뻗어 있다. Peyote를 사용하는 다른 아메리카 원주민 종교단체는 기독교의 영향을 받지는 않았다.

독일의 약리학자 Louis Lewin은 1880년대에 처음으로 peyote의 사이키델릭 효과를 설명했다. 그는 1924년 그의 책 Phantastica에서 peyote에 대해 논의했다. Mescaline은 1920년대에 시작된 사이키델릭 연구 초기에 사용되었는데, 이 연구들은 "정신병 모델(model psychosis)"을 만들기 위해 mescaline을 사용하였다. 한편 정신치료사들은 그것을 정신치료의 보조제로 사용했다. 다른 연구자들은 요즘 "정신생리학"이라고 부르는 연구를 했는데, 예를 들어 정상인에서 약물에 의해 유발된 시각적 현상을 분류하는 것이다. 또한 정신병 모델에 대한 캐나다 연구자들의 관심은 조현병의 생화학적 이론으로 이어졌으며, 그 중 일부는 현재까지도 계속되고 있다.

Mescaline은 작용시간이 길고(최대 12시간까지) 오심과 구토가 잦아 임상연구 setting에서 다루기 힘들었기 때문에, 나중에 LSD 만큼 과학 및 대중의 관심을 얻지 못했다. 정신약물학의 여명기에 나타난 훨씬 강력한 약물인 LSD는 mescaline을 밀어내었다. 그러나 최근 토착 원주민들의 사이키델릭 약물사용이 관심 받으면서 mescaline에 대한 상업적, 사회적 및 학술적 관심이 수년 전보다 더 커졌다.

Aldous Huxley의 1954년 저서 "The Doors of Perception"은 고도로 교육받은 철학자의 mescaline의 미학적, 영적, 지적 효과에 대한 명확한 설명이다. 아마도 이 책은 예술가, 학계, 청소년 문화 사이에서 사이키델릭에 대한 관심을 가장 자극한 책일 것이다.

식물학

Peyote는 성장이 느리고 가시가 없는 단추 모양의 선인장으로, 자라는 데 15년에서 20년이 걸린다. 서식지는 멕시코 북부와 텍사스 남서부이며 현재는 남획으로 인해 멸종위기에 있다. 이 선인장은 최대 20 cm의 직경과 최대 8 cm의 높이까지 자란다. 반면에 San Pedro 선인장은 빠르게 자라는 원통형 선인장으로 높이가 최대 6m에 이른다. San Pedro는 중남미에 널리 분포하며 재배가 용이하다.

화학/약리학

독일 화학자 Arthur Heffter는 1890년대에 peyote에서 mescaline을 분리하여 주요 정신활성 성분으로 확인했다. 비엔나 화학자 Ernst Späth는 1919년에 mescaline을 합성했다.

전형적 사이키델릭 약물의 대부분은 tryptamine이지만, mescaline만은 유일하게 phenethylamine이다.[1] 그러나 약리학적 특성은 유사하며 주로 시냅스 후 세로토닌 수용체, 특히 5-HT2A에 영향을 미친다.

Alexander Shulgin은 mescaline을 시작으로 사이키델릭 효과를 가진 수백 가지 phenethylamine을 개발하였다. 이 약물들은 DOM, DOET, DOB, DOI 및 2C-B 등으로 연구 또는 사이키델릭 목적으로 사용된다.

용량 및 투여 경로

사이키델릭 목적으로는 순수한 mescaline을 보통 300-600 mg 경구로 투여한다.

Peyote는 날것으로 또는 건조시켜 사용하며, 건조한 peyote는 덩어리, 분말, 차의 형태로 먹는다. 건조된 peyote 한 덩어리는 30-150 g이며 보통 4-12개를 복용한다. San Pedro는 날 것으로 복용하며 5-7 cm 직경의 30 cm 길이를 복용한다. San Pedro의 껍질에 더 많은 mescaline이 있으며 껍질을 말려 분말을 만들어 복용하기도 한다.[2] San Pedro와 peyote 모두 mescaline의 농도가 달라서 효과적 용량을 위해서 가감한다.

효과와 부작용

경구투여한 순수 mescaline은 30-60분 이내에 효과가 나타나지만, 선인장의 형태로 복용하면 발현시간이 2-4시간까지 늦어진다. 따라서 식물형태로 섭취하는 경우 안전을 위하여 충분한 시간을 기다려야 한다. 효과는 최대 12-14시간 지속된다. Mescaline과 다른 전형적 사이키델릭 약물 사이에 질적인 차이가 있다는 주장이 있으나 확인되지 않았다.

---

1) 다른 phenethylamine에는 MDMA와 비사이키델릭인 amphetamine 및 methamphetamine이 포함된다.

2) 오심 및 구토를 피하기 위해 관장으로 사용하기도 한다.

Mescaline은 다른 전형적 사이키델릭 약물에 비하여 더 불쾌한 위장관 부작용을 가진다. 더구나 mescaline을 포함한 선인장은 쓴 맛이 나고 위장관에 해가 되는 성분을 포함한다. 이런 특성들 때문에 peyote 또는 San Pedro는 오심, 구토, 설사 등을 더 잘 일으킨다.

법적 문제

통제물질법(Controlled Substances Act, CSA)상 mescaline은 Schedule I의 약물이다. 이 약물을 사용, 소지, 배포, 제조 및 판매하는 것은 불법이다. 그러나 1993년 미국 종교자유 회복법(American Religious Freedom Restoration Act)에서는 원주민 토착 종교단체가 종교의식에서 peyote를 사용할 수 있다고 명시하였다.

미국 내 일부 주에서는 비원주민이 NAC 예배에 참여하는 것을 금지하고 있지만, 일반적으로 NAC 행사에서 종교적 사용은 합법적이다. 일부 주에서는 NAC 외에도 "종교적 사용"을 인정하기도 한다. 단, peyote를 사이키델릭 효과를 위해 사용할 의도가 없다면 미국에서 peyote의 단순소지는 불법이 아니다. 그러나 프랑스와 브라질 등 일부 국가에서는 peyote 식물 자체가 불법이다. 또한 peyote 선인장은 멸종위기에 처해 있기 때문에, 원주민이 전통적 용도로 수집하는 것을 제외하고는 수집이 금지되어 있다.

San Pedro 선인장을 정원에 심는 것은 가능하지만, 사이키델릭 목적으로 사용하는 것은 불법이다. 스위스 같은 일부 국가에서는 San Pedro 자체가 불법이다. Peyote와 달리 야생의 San Pedro를 채취하는 것은 불법은 아니다.

LSD

1950년대와 1960년대 LSD(lysergic acid diethylamide, 또는 "acid")의 발

견과 사용은 강력한 과학적, 사회적 영향을 미쳤다. 뇌의 화학이 개인의 주관적 경험(정상이건 비정상이건)에 어떻게 영향을 미치는지 보여줌으로써, 과학적으로는 정신약물학이라는 새로운 학문의 적합성과 영향력을 입증했다. 사회적으로는 2차 세계대전 이후 서구사회에서 잠재되어 있던 반문화 충동을 강화시켰다. 이러한 충동은 다양한 사회적 문제에 대한 대규모 반대운동을 통해 발산되었다.

역사

식물에 기생하는 맥각 및 기타 균류(fungus)는 정신활성 효과를 내는 lysergic acid amide(LSA, 또는 ergine) 같은 LSD유사 물질을 만들어 낸다. 이러한 물질은 Hawaiian baby woodrose와 일부 나팔꽃 등의 덩굴식물의 씨앗에서도 발견된다. LSA함유 식물의 사용은 미국 대륙과 그리스에서 수천 년 전부터 이어져 왔으며, 아즈텍족은 종교와 주술적 목적으로 ololiuqui 덩굴(Ipomoea corymbosa)의 씨앗을 사용했으며, 중앙아메리카에서는 지금도 계속 사용되고 있다. 서기 400년대 말에 없어진 그리스 종교의식에서는 맥각류 함유 음료인 kykeon을 마시기도 했다.

LSD는 합성물질이다. Albert Hofmann은 1938년 스위스 바젤에 있는 산도스제약(현재 노바티스)에서 일하면서 LSD를 합성했다. LSD는 자궁수축 부작용을 일으키지 않으면서 호흡기 및 심혈관 기능만을 자극하기 위해 개발한 화합물 중 하나였다. 그는 5년 후 우연히 LSD를 흡수함으로써 사이키델릭 효과를 발견했다. 이 발견은 오늘날까지 이어지는 기초 및 임상적 연구의 돌풍을 일으켰다.

경구로 100만분의 1 g만을 섭취해도 나타나는 LSD의 놀라운 효능은 덜 강력하고 부작용이 많은 mescaline보다 훨씬 더 과학계와 대중의 상상력을 사로잡았다. 또한 LSD는 비슷한 시기에 발견된 최초의 신경전달물질인 세로토닌과 비슷한 화학적, 약리학적 특징을 가지고 있어 정신약물학이라는 새로운 과학을, 즉 약물이 마음에 미치는 영향을 태동시켰다.

사이키델릭 약물에 대한 첫 번째 관심의 물결(wave) 동안, 과학자들은 LSD의 효과를 우울증, 자폐증, 알코올 및 heroin 중독, 조현병, 임종의 절망, 소시오패스 및 통증 치료 등의 다양한 분야에서 연구했다. 또한, 정신병 환자를 치료하는 의료진의 공감능력 향상을 위한 연구도 있었다. 마지막으로, 세로토닌 시스템에 대한 통찰을 제공함으로써 SSRI와 제2세대 항정신병약물이란 새로운 약물개발로 이어졌다.

화학/약리학

LSD의 약리학은 다른 전형적 사이키델릭 약물과 비슷하며, 주로 세로토닌 2A 수용체에 작용한다. 도파민은 다른 전형적 사이키델릭 약물보다 LSD의 효과에 더 기여하는데, 특히 중독 후기단계에서 그러하다.

과학자들은 LSD의 흥미로운 유도체를 합성해냈다. MLD-41과 ALD-52는 사이키델릭 약물이지만, BOL-148은 사이키델릭 효과가 없다. BOL-148은 치료가 어려운 심각한 통증이 생기는 군발성 두통에 효과적인 치료제가 될 수 있다.

용량 및 투여 경로

LSD는 거의 경구로 섭취하며, LSD가 포함된 작은 사각형의 종이 형태로 복용한다. 효과를 나타내는 최소 용량은 20-25 μg이다. 완전한 사이키델릭 효과를 얻기 위해서는 개인 민감도에 따라 다르기는 하지만 100-500 μg을 사용한다. LSD의 효과는 15-45분 이내에 시작되고 3-6시간에 최고조에 달하며 12시간 이상 지속된다. 다른 전형적 약물과 같이 LSD도 내성이 생긴다. 즉, 3-4일 연속투여한 이후에는 주관적 효과가 감소한다. 투여기간과 비슷한 중

단기간을 가진 후에는 정상적인 감수성이 회복된다.

효과와 부작용

3장에서 논의한 것처럼 LSD는 신체적 독성이나 중독성이 없다. 그러나 부주의한 set와 setting에서의 사용은 심리적 독성이 발생할 수 있다.

1960년대에 무분별한 사용으로 인한 높은 부작용때문에, 거리에서 사용되던 LSD의 용량은 250-300 μg에서 80 μg 이하로 서서히 감소하면서 부작용도 크게 감소하였다. 또한 LSD 및 기타 사이키델릭 약물 복용에 대한 보다 정교하고 안전지향적인 접근방식은 부작용의 수와 심각성을 줄였다.

법적 문제

다른 모든 사이키델릭 약물도 마찬가지이지만, LSD는 1970년 CSA 법안 통과에 큰 영향을 미쳤다. LSD는 가장 제한적 범주인 Schedule I에 속하며 전 세계적으로 금지약물이다.

Psilocybin

Psilocybin은 현재 가장 각광받는 약물 중 하나로, 사이키델릭 약물 연구에서 중심적인 역할을 하고 있으며 사이키델릭 약물의 비범죄화 및 합법화 운동의 최선봉에 서 있다. 또한 자연계에 존재하는 자연물 중의 하나로 "자연의 의식(consciousness of nature)"과 원주민 토착문화에서 사용하던 약물이라는 인식이 높아졌다.

역사

Psilocybin은 "매직 버섯(magic mushroom)"에서 발견되는데, 그 사용은

전세계적이며 선사시대까지 이어진다. 스페인과 알제리의 암벽화는 유럽에서 psilocybin 사용이 기원전 8000년까지 거슬러 올라갈 수 있음을 시사한다.

그러나, 사이키델릭 버섯이 가장 큰 영향을 미친 곳은 미대륙이다. 라틴 아메리카의 원주민들은 수천 년 동안 치유, 샤머니즘, 영적 목적으로 사용하였다. 고고학적 증거는 멕시코와 중앙 아메리카에서 기원 전 500년부터 기원 후 900년까지 마야인들이 매직 버섯을 사용했음을 보여주고 있다. 아즈텍어로는 "신성한 버섯"이나 "신의 버섯"을 의미하는 teonanacatl라는 단어가 있다. 1500년대 스페인이 아즈텍을 정복한 후, 멕시코의 마자텍과 자포텍 원주민들 사이에서 식물을 이용한 의식은 지하에서 계속되었다.

은행가인 R. Gordon Wassons과 그의 부인인 소아과 의사 Valentina Wassons은 1950년대에 사이키델릭 버섯을 사용하는 종교행사를 재발견했다. 멕시코 원주민 치유사인 María Sabina와 함께한 경험을 소개한 라이프 매거진 기사는 큰 인기를 끌었다.

그 후 psilocybin은 정신의학 및 정신약물학 연구에서 사용되기는 하였지만, 사이키델릭 약물 열광의 첫 물결 동안 LSD 만큼의 광범위한 인기를 얻지는 못했다. 연구자들은 이미 LSD를 가지고 있었고, 다른 약물로 관심을 돌리는 데 아무런 이득이 없다고 생각했다. 더구나 극미량으로도 사이키델릭을 경험할 수 있는 LSD는 불법적 합성 및 배급에 용이한 반면 psilocybin 버섯 재배는 현재와는 달리 어려웠기 때문이다.

1960년대 하버드에서 Timothy Leary와 동료들은 psilocybin을 연구했다. Leary의 초기 작업은 set와 setting이라는 중요한 개념을 확립하는 데 도움이 되었다. 콩코드 교도소의 수감자를 대상으로 한 실험에서 그는 수감자들에게 집단 정신치료를 제공하면서 psilocybin을 투여하여 퇴소 후 재범률을 낮추고자 했다. 초기 결과는 고무적이었지만, 데이터 재분석과 장기간 추적연구 결과는 그리 인상적이지 않았다.

또한 1960년대에는 하버드의 정신과 의사인 Walter Pahnke가 보스턴 대학교의 Marsh Chapel에서 Good Friday 실험을 통해 신학생들에게 psilocybin을 투여했다. 그는 psilocybin을 복용한 신학생들이 위약을 복용한 신학생들에 비해 극도로 행복한 영적 체험을 더 많이 경험했다고 하였다.

우리는 1990년대 뉴멕시코 대학교에서 psilocybin을 투여하고 그 안전성을 재확인했다. 이후 애리조나 대학교의 연구에서는 강박장애 환자들에게 잠재적 이득이 있음을 입증했다. 수년 후, 존스홉킨스 대학교 연구자들은 임상 영성연구에서 자원자들에게 psilocybin을 투여하기 시작했다.

Psilocybin은 자연계에서 발생하기 때문에 합성 LSD보다 더 현대적 매력을 가지고 있다. 또한 대부분의 지역에서 합법적으로 온라인을 통해서 구할 수 있는 버섯의 포자를 이용하여 psilocybin함유 버섯을 쉽게 재배할 수 있다. 최소한의 장비와 실험실 지식만으로도 자가재배할 수 있는 방법을 소개하는 소책자들도 많다.

최근 FDA는 치료저항성 우울증에 대한 psilocybin-보조 정신치료에 "획기적 지위"를 부여했다.[3] 알코올 및 니코틴 중독 환자와 죽음직전의 절망감을 가진 환자들에게 치료의 가능성을 제시하는 연구들도 있다.

식물학

세계적으로 최소 200종 이상의 psilocybin을 함유하는 버섯이 존재하며, 가장 일반적인 종은 Psilocybe이다. P. cubensis, P. semilanceata, P. cyanescens 및 P. azurescens가 보편적이다. 멕시코에 가장 많은 종들이 분포하지만, 습한 아열대숲에서 전세계적으로 야생에서 자라고 있다.

3) 이러한 지위는 초기 연구결과에서 해당 약물이 현재 치료법보다 우수하다는 것을 의미하며, 심각한 질병의 치료를 위한 약물의 개발과 검토를 신속하게 진행할 수 있도록 지원한다.

많은 psilocybin 버섯 종은 채취 후 "청색 반응(bluing reaction)"을 보이지만, 항상 그런 것은 아니다. 건조된 버섯에서 대개 psilocybin 농도는 중량의 0.5-1% 사이이며, 버섯의 줄기보다 버섯의 갓 부분에 더 많은 양의 psilocybin을 함유한다.

화학/약리학

Psilocybin의 화학 구조는 DMT와 매우 유사하고, 소량의 분자가 첨가된 4-phosphoryloxy-DMT 이다. 비활성체인 psilocybin이 체내에 들어오면 인산염을 제거하여 정신활성 효과를 보이는 psilocin(4-hydroxy- DMT)으로 변환된다. 즉, psilocybin은 psiliocin의 "전구약물"이며 그 자체로는 비활성체이다. Psilocybin의 약리학적 특성은 다른 전형적 사이키델릭 약물들과 유사하며, 주로 세로토닌 2A 수용체에 작용하며 5-HT1A에도 작용한다.

Psilocybin을 이용하여 CEY-19와 CZ-74라는 두 가지 "디자이너" 사이키델릭 화합물을 만든다. CEY-19는 4-phosphoryloxy-DET(diethyltryptamine)이고 CZ-74는 4-hydroxy-DET이다. CEY 화합물은 비활성체이며 psilocybin이 psilocin의 전구체 역할을 하는 것처럼 CZ 화합물의 전구체 역할을 한다. 둘 다 경구로 투여하며 psilocybin/psilocin 보다 작용시간이 짧다.

용량 및 투여 경로

Psilocybin은 일반적으로 경구 섭취한다. 순수 psilocybin의 최소용량은 5 mg 이하이고 최고용량은 25-30 mg이다. 말린 버섯을 섭취할 때 최소용량은 0.25–1 g, 평균 용량은 1–2.5 g, 최고용량은 2.5–5 g이나, 사람에 따라 민감도는 다르다. Psilocybin을 차의 형태로 복용하는 여러 방법도 있다. 카카오와 꿀 등을 같이 복용하면 psilocybin의 흡수를 향상시킬 수 있다고 하지만, 이에 관한 과학적 데이터는 없다. 우리는 몇몇 대상자에게 50 mg 이상의 용량을 안전하게 투여하였지만, 2명의 대상자에서는 80 mg 이상을 투여하자 혼돈과 고열이 발생했었다.

효과와 부작용

경구 투여한 psilocybin의 효과는 15-45분 이내에 시작되며, 1-2시간에 최고조에 달하여, 약 2시간 동안 유지되고, 6-8시간 내에 대부분 사라진다. 시간 차이를 제외하면, psilocybin의 효과는 LSD와 mescaline과 같은 다른 전형적 사이키델릭 약물의 사이키델릭 효과와 질적으로 유사하다. Psilocybin의 정신적 효과에 대한 내성은 연속적으로 투약하는 경우 수 일만에 나타나고 비슷한 기간 동안 중단하면 민감도가 회복된다. LSD와 mescaline에 대한 교차 내성이 있지만 DMT에는 내성이 없다. 즉, LSD나 mescaline에 내성이 있는 사람은 psilocybin에 대한 반응이 줄어들며, psilocybin에 내성이 있는 사람은 LSD나 mescaline에 대한 반응이 줄어든다. 반면 psilocybin에 내성이 있다 하더라도 DMT에는 완전히 반응한다.

법적 문제

Psilocybin과 psilocin은 Schedule I 약물이다. 금지물질의 "운반체"인 버섯도 불법이지만 모든 지역에서 그런 것은 아니다. 예를 들어, 암스테르담에서는 커피숍과 카페에서 psilocybin 버섯이 들어있는 식품을 제공하며 psilocybin 버섯 묵상회는 자메이카에서는 "불법"이 아니다. 버섯의 포자는 psilocybin을 포함하지 않기 때문에 대부분의 지역에서 합법이지만 일부 주에서는 이를 금지하였다. "종교의 자유"를 주장하며 psilocybin 섭취를 하는 "합법적인 psilocybin 버섯 교회"에 주의를 당부한다.

Psilocybin 함유 버섯은 사이키델릭 약물을 비범죄화하고 합법화하려는 움직임의 최전선에 있다. 오레곤주에서는 "psilocybin 제품"을 합법화했으며 생산, 유통 및 관리를 위한 주 차원의 규제 및 허가 위원회를 설립하고 있다. 이러한 입법활동은 치료저항성 우울증 및 기타 조건에서 psilocybin-보조 정신치료의 효능을 나타내는 예비 데이터를 기반으로 한다. 그러나 위험 대 이득 비율은 불확실하다.

DMT와 ayahuasca

Dimethyltryptamine(DMT)은 전형적인 tryptamine 사이키델릭 약물 중 가장 단순한 구조를 가지며, 혈당 또는 포도당보다 조금 큰 크기이다. 이는 포유류 뇌에 정상적으로 존재하기 때문에 더욱 중요하다. 또한 라틴아메리카의 DMT함유 ayahuasca는 전 세계적으로 점점 인기를 얻고 있다. 이러한 관심은 라틴아메리카에서의 "ayahuasca 관광"과 서양에서의 합법적인 ayahuasca 사용 교회, 지하 "웰니스" 센터, 그리고 정신치료적 잠재력 연구로 이어졌다.

역사와 식물학

라틴 아메리카 원주민들은 수 천 년간 DMT를 포함한 정신활성 분말과 차를 사용해왔다.[4] Ayahuasca는 두 개의 식물을 혼합한 것이다. 가장 흔한 DMT함유 식물은 Psychotria viridis이다. DMT를 경구로 복용하여도 비활성체로 존재하기 때문에, 위장에서 DMT를 분해하는 효소인 모노아민 산화제(monoamine oxidase, MAO)를 억제해야 한다. 라틴아메리카의 원주민들은 DMT를 포함하는 식물과 MAO를 억제하는 식물 중 하나인 Banistereopsis caapi를 혼합하여 이러한 효과를 구현했다. 북아메리카에서 자라는 Peganum

4) DMT는 분말에 있는 유일한 사이키델릭 tryptamine은 아니며 심지어 없을 수도 있다. Bufotenine과 5-methoxy-DMT라는 두 가지 다른 tryptamine도 중요하다.

harmala 또한 경구 DMT 활성화에 필요한 MAO 억제 화합물을 포함한다. 항우울제로 사용되는 MAO 억제제들도 위장에서 DMT 분해를 억제하여 "pharmahuasca"를 만들 수 있다. DMT를 포함하는 식물과 MAO 억제제 식물은 대개 ayahuasca의 기본이지만, 때로는 차에 DMT가 포함되지 않을 수도 있다. 담배와 같은 다른 식물도 효과를 얻기 위해 함께 사용하기도 한다.

Ayahuasca는 caapi, daime, hoasca, vegetal 등 여러 가지 이름으로 불린다. Ayahuasca는 케추아어로 "영혼의 덩굴" 또는 "죽은 자의 덩굴"이라는 뜻이다. 눈에 보이지 않는 영적 세계로의 접근을 제공하는 능력이 있음을 의미한다.

Richard Spruce를 시작으로 서양의 인류학자와 식물학자들은 1800년대 중반에 ayahuasca의 존재와 속성에 대해 처음 알게 되었다. 1950년대 Richard Evans Schultes가 실시한 현장연구는 특히 초기 사이키델릭 하위문화 내에서 ayahuasca에 대한 관심을 다시 불러일으켰다.

캐나다의 Richard Manske는 1930년대에 일련의 새로운 tryptamine 중 하나로 DMT를 처음으로 합성했지만 연구하지는 않았다. 이후 라틴아메리카와 미국의 화학자들은 사이키델릭 식물에서 DMT를 분리해냈다. 산도스제약의 LSD를 구할 수 없었던 공산주의 국가인 헝가리의 정신과 의사이자 화학자인 Stephen Szára는 자체실험을 통해 DMT의 사이키델릭 속성을 발견했다. 계속해서 경구 복용량을 증가시켜도 효과가 없다는 것을 알고나서, 그는 주사를 시도하였고 이로써 정신활성 효과를 발견하였다.

DMT는 작용시간이 짧고, 강력하며, 주사를 통해 주입해야 하는 특성 때문에 한동안은 틈새 약물로 남아 있었다. 그러나 인간을 포함한 포유류의 소변, 척수액 및 혈액에서 발견된 후 관심이 크게 증가했다.

내인성(즉, 자연적으로 발생하는) 정신병에서 DMT의 역할은 인간연구의 첫 번째 단계에서 중요한 분야였다. 과학자들은 예를 들어 조현병 환자와 건강한 사람사이의 DMT 수준, 형성, 분해 또는 민감도가 다른지 확인하려고 했다. 내인성 DMT와 정신병의 역할을 뒷받침하는 증거는 CSA가 인간대상 사이키델릭 연구를 축소할 때까지도 불확실했었다. 1970년대에 DMT-정신병 이론을 "적당한 곳에 묻어"두어야 한다는 요구에도 불구하고, 이 분야는 특히 유럽의 과학자들에게 여전히 관심 대상이다.

미국에서의 임상 사이키델릭 약물연구의 부흥은 1990년에 시작된 뉴멕시코 대학교에서의 5년간의 DMT 프로젝트로부터 시작되었다.

화학/약리학

식물과 동물에서, tryptophan은 DMT 합성의 첫 단계이다. 식물은 자체적으로 tryptophan을 생산하지만 포유류는 음식을 통해서 tryptophan을 섭취해야 한다. 한 효소는 tryptophan을 tryptamine으로 전환시키고, 다른 효소가 tryptamine에 두 개의 methyl기를 추가하여 이를 di-methyl-tryptamine (DMT)으로 만든다.

수년 동안 과학자들은 폐에서 DMT가 만들어진다고 믿었지만 최근에는 폐 생성은 거의 없고 뇌에서 생성된다는 연구결과가 있다. 저자가 2001년 책에서 제안한 DMT의 송과선(pineal gland) 합성이론은 여전히 결론을 내리지 못하고 있다. 2013년 연구에서는 살아있는 설치류 송과선에 존재한다고 보고했지만, 2019년 연구에서는 이전에 보고된 송과선 DMT가 실제로는 뇌에서 나온 것이라고 주장했다.

송과선이 DMT를 만드는지 여부보다 더 중요한 것은 포유류의 뇌가 세로토닌 및 도파민같은 신경전달물질의 농도와 비슷한 정도로 이 사이키델릭을 만든다는 데이터이다. 이것은 DMT 신경전달체계의 존재를 시사한다. 또한 죽어가는 설치류의 뇌, 특히 시각피질에서 DMT의 증가는 높은 수준의 내인성 DMT가 사망직전의 시각적 사이키델릭 효과에 기여한다는 생각을 뒷받침한다.

DMT의 실험실 합성은 상대적으로 간단하지만, 필요한 화학물질은 DEA의 "감시 목록"에 올라 있다. 그러므로 비 연구목적으로 DMT를 얻는 가장 일반적인 방법은 Mimosa hostilis의 뿌리 껍질과 같은 DMT가 풍부한 식물에서 추출하는 것이다.

DMT의 약리학은 다른 전형적 사이키델릭 약물과 유사하다. 세로토닌 1A 및 시그마-1 수용체에도 작용한다. DMT의 비사이키델릭성 이성체인 iso-DMT는 신경세포성장을 촉진하는 효과를 가지고 있다. DET(diethyltryptamine)과 DPT(dipropyltryptamine)는 사이키델릭 인간대상 연구의 첫 번째 시기에 사용된 단기성 tryptamine이다. 둘 다 주사로 투여하여 약 2시간정도 지속되지만, 구강으로도 복용가능한 장점이 있다.

Ayahuasca의 주요 MAO 억제 물질은 beta-carboline 화합물군에 속하는 harmine, harmaline 및 tetrahydroharmine이다. 이러한 화합물들은 스스로도 정신활성을 가지고 있으며, ayahuasca의 위장관 부작용을 심하게 한다. 하지만 그들의 주요 역할은 DMT가 경구투여로도 효과가 발휘하게 하는 것이다. 순수한 harmine, harmaline을 복용한 후 약 20분 후에 DMT를 복용하면 경구투여로도 효과가 나타나는 DMT 체험을 할 수 있다.

DMT는 반복적으로 투여하여도 심리적 내성은 발생하지 않는다. 저자들은 아침에 30분 간격으로 4번의 최고용량을 투여한 후에도 심리적 효과가 줄어들지 않음을 발견했다. 또한 DMT는 다른 전형적 사이키델릭 약물들과 교차내성을 나타내지 않는다. 즉, LSD나 psilocybin 내성이 있는 사람도 최고용량의 DMT에 대해 정상적으로 반응한다.

DMT를 통한 우회경로(endo-matrix)

사이키델릭 약물을 이용한 사이키델릭 경험의 가장 큰 특징의 하나는 "실제보다 더 현실적"인 느낌이다. 이것은 그 경험이 실제보다 더 실제적이라는 의미일까, 아니면 그렇게 느껴진다는 것일까? 포유류 뇌에 DMT의 존재와 DMT 신경전달체계의 가능성은 우리가 느끼는 현실감각에 대한 생물학적 기반이 될 수 있다.

제4장 "사이키델릭의 작동원리: 뇌"에서 언급한 대로, 신경전달물질의 역할은 다른 약물에 의해 그 활동이 변화하는 것을 관찰하여 발견한다. 세로토닌의 경우, 우리는 SSRI의 효과를 통해 이 신경전달물질이 충동제어와 기분에 관여한다는 것을 배웠다. 마찬가지로, amphetamine과 같은 도파민 조절 약물의 영향으로, 우리는 이제 도파민이 에너지와 보상을 조절한다는 것을 알고 있다. 반면에 DMT 효과의 특징은 자신이 관찰하는 것이 실제보다 더 현실적이라는 느낌, 진실에 대한 확신, 즉 Freedman 박사가 "불길함"이라고 부른 것이다. 따라서 DMT가 우리의 현실감을 조절할 수 있다고 상상할 수 있다.

내적 경험이든 외적 경험이든 그 경험의 의미의 정도는 DMT의 농도에 따라 결정된다는 추측은 매우 매력적인 상상이다. 우리가 누구인지는-우리의 자아, 목표, 진실, 가치-단순히 DMT의 투여량에 따라 결정되는 것일까? 만약 그렇다면, 왜 특정 경험이 DMT 활동을 증가시키는 걸까? "스트레스"를 예를 들어 설명할 수 있지만, 이는 순환적인 논리다. 즉, 스트레스를 DMT 기능을 증가시키는 것으로 정의하더라도 특정 경험은 "스트레스"이고 다른 경험은 그렇지 않은 이유를 이해해야 한다.

보다 기상천외한 상상은 우리가 모두 DMT 사이키델릭 속에 살고 있다는 생각이다. 완전히 터무니없는 말은 아니다. 현실세계와 DMT세계 사이에는 어떠한 관계도 없기 때문에 이렇게 말하는 것이다. DMT 경험은 일상경험을 완전히 대체한다. 이것들은 서로 겹치지 않는 서로 다른 두 개의 "현실" 집합이다. 만약 그렇다면, 내인성 DMT 수준을 조절하는 것은 무엇일까? 그리고 만약 이 세상이 단순히 DMT 시뮬레이션이라면 우리는 어떻게 해야 할까?

나의 답변은 "아무것도 다르게 하지 말라"이다. 우리는 현재 이 문제에 대해 아무 것도 알 방법이 없다. DMT 합성을 완전히 차단하고 우리의 현실이 어떻게 남아 있는지를 볼 때까지 우리가 할 수 있는 것은 없다. 그 동안 인과 관계는 작용하며, 우리에게는 결정의 자유의지가 있는 것 같으니, 우리는 여전히 평소대로 살아가길 제안한다.

용량 및 투여 경로

DMT는 홀로 경구투여하면 활성화되지 않으므로 흡연, 비강 흡입 또는 주사가 필요하다. 흡연이 가장 흔한 방법으로, DMT를 기체화하여 흡입한다. DMT 흡입기는 흡연을 부드럽게 해준다. 흡연 또는 주사를 하면 심장박동이 몇 번 뛰기 전에 효과는 시작되고 2-10분에 최고조에 달하며 30-40분에는 거의 사라진다. Ayahuasca 효과는 약 30-60분에 시작하여 2-3시간에 최고조에 달하고 이후 3-4시간 후에 소실된다. 기화된 DMT 유리염기의 사용량은 35-55 mg 사이이다. 사람들은 때로 DMT를 10배 더 강력한 5-methoxy-DMT와 혼동하기도 한다. 따라서 5-methoxy-DMT가 덜 강력한 DMT라고 믿고 과다복용하지 않도록 주의해야 한다.

Ayahuasca의 DMT 함량은 제조법에 따라 상당히 다양하다. 사이키델릭 상태를 위한 ayahuasca의 최소용량은 30mg, 중간용량은 50 mg, 고용량은 70 mg 이상이다. 그러나 다른 연구에서는 180-450 mg의 DMT를 "상용량"이라고 하기도 한다. 또한, ayahuasca의 농도는 더 높거나 낮을 수 있다. 즉, 소량의 농축된 액체가 대용량의 희석된 액체보다 더 많은 DMT를 포함할 수 있기 때문에 ayahuasca에 아직 익숙하지 않은 사용자는 적은 양으로 시작한다.

효과와 부작용

DMT 투여 후 가장 먼저 느끼는 것은 내면의 긴장감과 가속감인 "러쉬(rush)"이다. DMT는 빠르게, ayahuasca는 좀 더 천천히 신체 인식과 외부세계에 대한 반응을 사라지게 한다. 그러나 고용량 ketamine 중독의 "K-홀(K-hole)"과는 다르게, 움직이려 하면 움직일 수 있다. DMT 경험은 매우 시각적이며 특히 눈을 감으면 더욱 시각적이다. 빠르게 소용돌이치고, 강렬하고, 색상이 변화하는 시각적 패턴은 예를 들어 인간, 곤충, 기계 또는 식물 형태의 "존재(being)"로 나타나기도 한다. DMT는 다른 전형적 사이키델릭 약물보다 더 자주 존재와 "접촉"을 생성한다. 이러한 "개체"는 우리를 인식하며 상호작용을 한다. 그들은 친절하기도 하고 악의적이기도 하며 종종 우리와 언어적으로 소통한다. 이들의 말은 보통 청각적인 목소리를 듣는 것이 아니라 "마음에서 마음으로" 전하는 텔레파시 방식으로 전달된다.

DMT의 흡입은 혈압과 심박수를 크게 증가시키므로 심장질환이 있는 사람은 이런 식의 투여를 피해야 한다. Ayahuasca도 혈압과 심박수를 증가시키지만 정도는 덜하다. 또한 발효된 차로 투여시 생기는 오심은 심박수와 혈압을 감소시킬 수 있다. "설사약"이라는 별명으로 불리기도 하는 ayahuasca는 구토와 설사가 자주 나타나며, 정기적 사용자들도 이러한 증상을 겪는다.

주로 ayahuasca 종교단체에서 ayahuasca의 장기적 사용자들에 대한 연구는 장기간 사용의 안정성을 지지한다. 일주일에 세 번에서 다섯 번, 수십 년간 사용했어도 일반적 의료 및 정신적 건강상태는 대조군과 동등하거나 더 우수하다. 뇌손상의 증거는 없으며, 실제로 신경심리학적 검사결과가 대조군보다 우수한 경우가 많다. 이미 언급했듯이 장기 사용자의 뇌에서 일부 신경가소성 효과를 나타내는 대뇌피질 특정부위의 두께가 증가했다는 연구도 있었다.

Psilocybin과 마찬가지로 ayahuasca는 우울증과 불안증이 있는 환자에게 빠른 효과를 보인다. DMT는 항우울제로 사용되기 시작했으며 추가 연구에서 급성 뇌졸중 치료 및 뇌졸중 후 기능회복을 촉진하는 데에도 잠재적 이득이 있었다.

법적 문제

순수 DMT는 Schedule I 규제약물로 분류된다. 그러나, 브라질에 기반을 둔 두 개의 종교단체가 미국에서 ayahuasca를 사용하는 것은 합법이다. 미국 대법원은 2006년 UDV[5] 교회의 종교적 ayahuasca 사용을 만장일치로 통과하였고, 몇 년 후, 연방법원은 Santo Daime 교회[6]에서의 ayahuasca 사용을 인정했다.

"두꺼비"-5-methoxy-DMT

화합물 5-methoxy-DMT(5-MeO-DMT)는 많은 라틴 아메리카 정신활성 식물, 특히 사이키델릭 비강 흡입제로 사용되는 식물에서 발견된다. Anadenanthera colubrina와 A. peregrina의 두 종류가 있다. Cebil과 vilca는 A. colubrina를 이용한 코담배의 토착 이름이고 yopo와 parica는 후자의 이름이다. 또한 소노란 사막 또는 콜로라도 강 두꺼비는 귀밑샘에서 5-MeO-DMT가 풍부한 독을 생성한다. 최근 분류의 변화로 이 두꺼비의 학명은 Bufo alvarius에서 Incilius alvarius로 바뀌었다. 그러나 예전의 명칭대로 이 두꺼비를 "Bufo"라고 할 것이다. 사이키델릭 코담배와 두꺼비 독 모두 bufotenine(대체 철자: bufotenin)이 풍부하다.

역사

고고학적 증거는 3,000년 이상 전부터 메소아메리카 문명에서 두꺼비 독을 사용하였음을 시사하지만, 이 문화에서는 사이키델릭 코담배의 사용이 더

5) 포르투갈어로 União do Vegetal-식물의 결사체

6) "거룩한 다임." 포르투갈어로 daime은 "나에게 주다"는 뜻

중요하다.

전통적인 라틴아메리카의 주술사는 두꺼비 독을 사용하지만 원주민들도 사용하였는지는 알려져 있지 않다.

5-MeO-DMT는 오랫동안 미지의 화합물이었다. 그러나 사용량이 증가하면서 두꺼비의 생존에 위협이 되고 있다. 5-MeO-DMT의 실험실 합성은 어렵지 않기 때문에 "두꺼비-착즙"을 대체할 수 있다. 이는 합성 mescaline을 사용하여 peyote를 보호하자는 움직임과 같다.

일본 화학자들이 1930년대에 5-MeO-DMT를 합성하였고, 1950년대의 논문에서는 이것이 bufo 두꺼비의 피부에서 발견되었다고 기술했다. 그러나 1983년에 Albert Most가 "Bufo alvarius: The Psychedelic Toad of the Sonoran Desert"를 발간한 이후로 현대의 5-MeO-DMT와 두꺼비의 시대가 시작되었다. 9년 후, Most의 연구를 계승하여 Wade Davis와 Andrew Weil은 두꺼비 독을 자가 흡연한 후 그 효과를 기술했다.

Bufotenine은 두꺼비 독과 사이키델릭 코담배 모두에서 발견된다. 이 화합물에 대한 임상연구는 1950년대에 진행되었다. 정맥주사 후 사이키델릭 효과는 불분명한 반면, 심혈관 부작용은 상당했다. 보다 최근의 자료는 주사보다는 흡연 또는 비강 흡입이 사이키델릭 효과는 더욱 크고 부작용은 적다고 한다.

화학/약리학

다른 전형적 tryptamine 사이키델릭 약물과는 달리, 5-MeO-DMT는 세로토닌 2A보다는 세로토닌 1A 부위에 더 작용한다. Bufotenine과 5-MeO-DMT 모두 인간 및 다른 포유류에서 내인성으로 생성되는 것으로 보인다. 그러나 그 합성의 세부사항과 합성부위는 DMT와는 달리 잘 이해되지 않고 있다. 5-MeO-DMT는 다른 tryptamine 사이키델릭 약물와 마찬가지로 신경가소성을 가진다.

Bufo 두꺼비의 귀밑샘 분비물에는 다양한 정신활성 및 독성의 화합물이 있으며 건조중량으로 5-15%정도의 5-MeO-DMT가 포함된다. 건조중량으로 10% 5-MeO-DMT가 있다고 가정하면 100 mg의 두꺼비 독에서 10 mg 용량의 5-MeO-DMT를 얻을 수 있다.

5-MeO-DMT의 반복사용 시 내성의 발생에 대해 잘 알지 못한다. 동물실험에서는 일부 약물효과에 내성이 발생하기도 하였지만 그렇지 않은 경우도 있었다. 고양이의 경우 반복투여로 인한 내성이 아닌 민감화(sensitization)가 나타났다는 보고도 있다. 즉, 반복투여로 동일한 용량에 더 큰 반응을 보였다.

용량 및 투여 경로

사람들은 두꺼비 독을 흡연으로 투여하며, 순수한 5-MeO-DMT는 유리염기를 흡연하거나 수용성 결정을 코로 흡입한다. 순수한 약물을 코로 흡입할 경우, 3-5 mg에서 사이키델릭 효과를 보이며, 최고용량은 10-20 mg이다. 증기형태로 흡연한 5-MeO-DMT는 1-2 mg에서 사이키델릭 효과를 보이고, 평균용량은 5-10 mg이며, 최고용량은 10-20 mg이다. 이러한 용량은 DMT의 용량보다 약 5-10배 적으며, 더 강력한 화합물을 과다복용하지 않도록 두 가지를 구분함이 중요하다. 사람들은 종종 DMT를 흡입하는 것으로 오해하지만, 실제로는 5-MeO-DMT일 수도 있다.

순수한 5-MeO-DMT의 시간경과는 DMT와 같다. 흡입한 약물은 몇 번의 심장박동 내에 작용하기 시작하여 2-6분에 최고조에 달하고 30-45분에 그 효과가 사라진다. 5-MeO-DMT 흡입기는 DMT 흡입기와 마찬가지로 더 쉽게 흡입용량을 조절할 수 있다. 코로 흡입한 5-MeO-DMT는 몇 분 안에 사이키델릭 효과가 나타나며 10-20분에 최고조에 달하고 1시간 이내에 해소된다.

5-MeO-DMT를 이용한 임상연구는 기화 흡입하는 형태의 연구였으며

혈압이나 심박수에 영향을 미치지 않았다. 대부분의 경우 심리적 반응만으로도 혈압이나 심박수에 영향을 미칠 것으로 예상하였으나 영향이 없는 것은 놀라운 결과이다.

추가적 연구는 없었기 때문에 심장질환을 앓고 있다면 5-MeO-DMT 사용을 피하는 것이 현명하다.

정신장애에 대해 5-MeO-DMT를 사용한 통제된 임상연구는 없었다.

효과와 부작용

5-MeO-DMT의 주관적 효과는 보통 DMT와는 다르다. DMT 상태는 주로 시각적 대상들이 풍부하고, 그 대상들과 상호작용하는 개인의 인격이 유지된다. 또한 시간과 공간은 매우 변형된 방식이지만 지속된다. 반면 5-MeO-DMT 경험은 일반적으로 "자아-해체", "백색광"이며 시간과 공간의 정상적인 경험이 없다. 자신의 자아감각을 분해하고 모든 존재와 융합하는 이 경험은 일부에게는 바람직하지만, 부주의한 과다복용 또는 부적절한 준비로 인해 어떤 사람에게는 트라우마를 초래할 수 있다. 완전한 기억상실도 드물지 않게 나타나며, 어떤 사람은 비명을 지르거나 몸부림치며 노래를 부르거나 춤을 추기도 한다. 따라서 이 물질을 사용할 때는 깨어있는 "돌보미(sitter)"가 반드시 필요하다.

"자아의 소멸"은 5-MeO-DMT 사용 후 플래시백(flashback)이 더 자주 발생하는 원인이 될 수 있다. 한 연구에 따르면 5-MeO-DMT 흡연자의 거의 70%가 이러한 "재활성화(reactivation)" 또는 플래시백을 보고했다. 어떤 사람에게는 이전의 사이키델릭 경험이 갑자기 재활성되는 것이 즐겁다고 생각하기도 하지만, 다른 사람들에게는 매우 불쾌하며 때로는 한밤중에 강렬한 공황발작으로 나타난다. 이러한 증상들은 해소 속도가 느리고 치료가 어려울 수 있다. 어떤 사람들은 즉시 "다시 말에 올라타는 것" 즉, 물질을 다시 흡연하는 것을 제안하기도 하지만 나는 이것을 권장하지 않는다.

법적 문제

순수한 5-MeO-DMT는 미국에서 Schedule I에 속하는 약물이다. Bufo 두꺼비 또는 그 분비물의 소지에 관한 법률은 각 주별로 다르지만, 거의 모든 주에서 두꺼비 또는 그 독을 사이키델릭 경험을 위한 목적으로 수집하는 것을 불법으로 간주한다. 두꺼비를 주 경계선을 넘어 운송하는 것도 불법이다. 독의 인기가 높아짐에 따라 여러 주에서 두꺼비를 멸종 위기종으로 분류하였다.

Ibogaine

Ibogaine은 psilocybin 및 DMT와 같은 전형적 사이키델릭 약물보다 더 복잡한 화학구조 및 약리학을 가진 사이키델릭 약물이다. 또한 독특한 항중독(anti-addiction) 특성을 가지고 있다. Ibogaine은 중앙 아프리카에 있는 여러 종의 Tabernanthe 관목과 나무에 있는 주요 정신활성 알칼로이드이다. 이들 중 가장 잘 알려진 것은 Tabernanthe iboga이다.

역사

Iboga의 정신활성 효과를 처음으로 발견한 것은 피그미족이었을 것이다. 가봉의 Bwiti 종교는 현재 종교의식에서 이 식물을 사용한다. 첫 번째 투여경험은 때때로 수일간 지속되고, 다량의 뿌리껍질을 사용하며, 드물게는 사망에 이른다. 첫 사용이 성공하면 "머리를 연다."라고 표현한다. Bwiti 첫 의식을 완료한 이후의 정기행사에서는 더 소량을 복용한다.

식물학자들은 1890년대 후반에 처음으로 iboga를 기술했고, 화학자들은 1900년대 초에 ibogaine을 분리했지만, ibogaine의 합성은 1960년대까지 이루어지지 않았다. 가봉을 식민지로 삼았던 프랑스는 1900년대 초반부터 중반까지 각성제로 사용되는 iboga 추출물을 시장에 내놓았으며, 복용량은 8-30 mg이다.

1960년대, heroin 중독자인 Howard Lotsof는 사이키델릭 효과를 얻기 위해 ibogaine을 복용하였으나, ibogaine이 heroin의 급성 중독증상 및 갈망을 현저하게 감소시키거나 완전히 없앨 수 있다는 것을 발견하였다. 그 결과, ibogaine 치료자들은 광범위한 지하 네트워크에서 cocaine, amphetamine, methamphetamine, 알코올, opiates, 담배 등의 중독을 치료하기 위해 사용하기 시작했다. 1990년대 초, 마이애미 대학교에서는 저용량의 ibogaine의 연구가 시작되었으나, FDA가 ibogaine의 심혈관 및 신경학적 독성 문제에 대한 우려로 인해 이 연구를 종료시켰다. 그럼에도 불구하고 현재 ibogaine 클리닉은 여러 나라에서 존재하며, 온라인으로도 널리 광고하고 있다.

수천 명의 환자가 opioid 또는 기타 물질사용장애의 치료를 위해 ibogaine을 투여 받았지만 아직 적절하고 잘 통제된 임상연구는 없다. 비교적 낮은 수준의 연구이기는 하나 일관되게 금단증상의 빠른 해결, 갈망감소 및 장기간 금욕 등의 긍정적 결과를 보여준다.

화학/약리학

Ibogaine과 그것의 주요 정신활성 대사산물인 noribogaine은 약리학적으로 복잡하다. 그들은 세로토닌 2A 및 1A 수용체 이 외에도 다른 수용체와도 상호작용한다. Kappa opioid 수용체는 ibogaine의 작용기전에서 중요하며, 제10장에서 논의할 salvinorin A도 이 부위와 강하게 상호작용한다는 점이 흥미롭다. Ibogaine과 noribogaine은 mu opioid 수용체(morphine과 같은 전통적 opiates가 결합하는 수용체)의 활동을 조절하고, 세로토닌 재흡수 기전과 NMDA 수용체를 조절한다. NMDA 수용체는 ketamine이 작용하는 주요 수용체이다.

동물실험에서 ibogaine은 opiate의 자가투약 및 금단증상을 감소시키며, 알코올, cocaine 및 니코틴의 자가투여를 차단한다. Ibogaine의 신경가소성 효과는 전형적 약물들과 마찬가지로 뇌성장인자와 관련이 있다. Ibogaine의 비사이키델릭 유사체인 TBG도 신경가소성을 가지며, 우울증, 불안 및 중독의 동물모델에서 효능을 보여준다.

혈중 ibogaine의 반감기는 2-6시간으로 반감기가 24-30시간인 noribogaine보다 현저히 짧다.

Ibogaine의 심혈관 효과는 중독의 후기단계에서 발생하기 때문에, 대사산물인 noribogaine이 심장에 더 독성이 있을 것 같다.

초기 원숭이 연구에서 ibogaine의 신경독성이 보고되었으며, 특히 운동능력을 담당하는 소뇌의 독성이 보고되었다.[7] 이 데이터는 통제되지 않은 환경에서 ibogaine관련 사망에 대한 보고와 함께 FDA가 약물에 대한 초기 임상연구를 종료하도록 이끌었다. 그러나 이후 연구에서는 신경독성이 없음이 입증되었으며, 매우 높은 용량 또는 종의 차이가 원인이었을 것으로 판단된다.

용량 및 투여 경로

Ibogaine은 경구로 복용한다. 인간대상의 연구로는 iboga 뿌리껍질에 있는 ibogaine 농도가 크게 차이 나서 약물용량에 대한 불확실성이 있다. 예를 들어, 0.6-11%, 7%, 8-30%, 74%까지 농축정도가 다양한 연구가 있다. 따라서 순수한 합성 ibogaine을 사용하여 용량을 계산하는 것이 훨씬 용이하다.

클리닉에서는 opiate 또는 cocaine 중독 환자에게 순수 ibogaine 5-30 mg/

7) 흥미롭게도 소뇌는 반복적인 행동을 조절하는데, 이는 중독방지 효과와 관련이 있을 수 있다.

kg를 투여하며, 고용량은 12 mg/kg 이상이다. 일부 setting에서는 며칠에 걸쳐 소량부터 점차적으로 증량하며, 이러한 방식이 부작용을 적게 발생시킨다고 한다.

효과와 부작용

Ibogaine 효과는 상대적으로 느리게 시작되며 1-3시간이 걸리고, 그 효과는 24시간 지속될 수 있다. 첫 6시간 동안에는 전형적 사이키델릭 상태가 우세하며, 이는 혈중 ibogaine 농도가 높은 상태와 들어맞는다. 그 후 ibogaine 농도가 급격하게 하락하고, 그 대신 noribogaine 농도가 상승한다. Noribogaine은 적어도 12-24시간 동안 계속해서 혈액에 남아있다. Ibogaine의 초기 사이키델릭 상태에 이어서 나타나는 금단증상과 갈망의 억제작용은 이후 noribogaine이 매개하는 것으로 보인다. 모든 효과의 해소는 느리며 종종 몇 주 동안 이어지는 장기간의 잔존 증상이 있다.

Ibogaine은 걸음이 불안정한 운동실조증을 일으킨다. 이것은 ibogaine이 소뇌에 영향을 미친 것이다. 따라서 체험시간 동안에는 앉거나 누워 있는 것이 좋다. 예를 들어, 화장실을 사용하기 위해 일어날 때 누군가가 당신을 돕도록 해야 한다. 오심과 구토는 다른 전형적 화합물보다 더 자주 발생한다.

아마도 noribogaine과 관련이 있다고 추정되는 ibogaine의 심혈관 작용은 "QT 간격"을 연장시키는 데서 기인한다. 비정상적으로 늘어난 QT 간격은 심박수가 과도하게 느려지거나 부정맥, 사망 등 위험한 상황을 초래할 수 있다. 칼륨과 마그네슘의 수치가 낮으면 ibogaine의 심장독성이 더 잘 발생하기 때문에, 해독 프로토콜에서 ibogaine을 사용할 때는 신중한 의료검사 및 모니터링이 필요하다. 따라서 ibogaine 관련 모든 사망사례가 비의료적 setting에서 발생한 것은 놀랍지 않다.

사망

Ibogaine과 관련된 사망사례는 약 30건의 정도로 알려져 있다. 현재까지 가장 큰 규모의 연구는 200명의 환자들로 정밀한 의학적 감독하에 진행되었으며, 심각한 부작용이나 사망사례는 보고되지 않았다. 사망에 이르는 경우에는 의심스런 약물의 순도, 매우 많은 양, 환자의 열악한 건강상태, ibogaine 대사를 방해하거나 심장박동 이상을 일으킬 수 있는 다른 약물의 존재 등의 다양한 복잡요인이 관련되었을 것이다. 또한 ibogaine의 대사는 매우 가변적이며, 사람에 따라 훨씬 느리게 대사하여 화합물 또는 대사산물의 농도가 위험하게 증가할 수 있다.

법적 문제

Ibogaine은 미국을 포함한 다른 국가에서 Schedule I 약물로 분류된다. 그러나 iboga 식물은 그렇지 않다. Ibogaine 클리닉은 예를 들어 멕시코, 캐나다 및 유럽에서 법적 "회색지대"에서 운영된다. 가봉에서 iboga 식물을 수출하는 것은 불법이다.

제 8 장

MDMA

MDMA는 3,4-Methylenedioxymethamphetamine의 약어이다. "Empathogen" 또는 "entactogen" 이라는 용어는 그 독특한 심리적 효과를 지칭한다. 이러한 용어는 전통적 물질들과는 달리 MDMA에서는 인지변화와 정상적 자아감의 붕괴가 상대적으로 덜 하지만, 대신 감정적 효과가 두드러지기 때문이다.

MDMA는 phenethylamine 계열인데, 사이키델릭의 일종인 mescaline이나 사이키델릭이 아닌 amphetamines과 같은 계열에 속한다. 알려진 이름은 "엑스터시(ecstasy)"이다. "몰리(molly)"도 MDMA를 가리키지만, 이 용어는 비-MDMA 화합물이나 MDMA가 전혀 포함되지 않은 화합물을 지칭할 수도 있다.[1]

독일 제약회사인 Merck는 1910년대에 비정상적 출혈을 막기위한 약제로 MDMA를 합성했지만, 임상적으로는 사용되지 않았다. 그 후로 잊혀졌던 MDMA는 1970년대에 Alexander Shulgin이 다시 합성하고 그 심리적 효과를 설명했다. 그는 사이키델릭 심리학자인 Leo Zeff와 공유했으며, 이후 Leo

1) 예를 들어, ketamine, "bath salts," amphetamines, caffeine, opiates, ephedrine, LSD 등이다.

는 개인 및 집단 정신치료의 보조제로 사용하고 많은 치료자들을 교육시켰다. 1970년대 후반에는 MDMA가 도시의 인기있는 파티약물이 되었으며, 정신치료에 도움을 주는 용도로도 사용되었다.

MDMA의 사용증가와 신경독성 효과로 인해 미국 DEA는 1980년대 중반에 이 약물을 긴급 Schedule에 등재했다. 과학자, 학자, MDMA 사용자, 치료자들 네트워크는 이 결정을 뒤집기 위한 시도를 했었고, 주요 언론의 관심을 받았다. 이로 인해 이 약물의 인기가 크게 증가했지만, Schedule I 물질로 지정되는 것에는 영향을 미치지 못했다.

FDA는 외상후 스트레스장애 치료에서 MDMA에 획기적 지위를 부여했다. 또한 예비 보고서에 따르면, 자폐스펙트럼을 가진 성인의 사회적 불안뿐 아니라 알코올 중독에서도 효능이 있었다.

정신약물학

MDMA의 급성 효과는 시냅스전 신경세포로부터 도파민, 세로토닌 및 노르에피네프린의 방출과 이러한 신경전달물질의 재흡수 감소로 인해 발생한다. 사회적 호르몬인 옥시토신의 상승도 이러한 독특한 심리적 특성에 기여할 수 있다. 두려움과 관련된 뇌 중추인 편도체(amygdala)에 대한 MDMA의 영향에 따라 MDMA가 부정적 감정을 다루는 능력을 조절할 수 있다. 예를 들어, 편도체는 MDMA의 영향을 받아 위협적인 이미지에 대한 반응이 약해지고 긍정적인 이미지에 대한 반응이 증가한다. 이것은 MDMA가 어떻게 두려운 기억을 두려움이 덜한 상태로 기억을 회복하고 처리하도록 도움되는지를 설명할 수 있다. 게다가, MDMA는 위협 인식을 줄이거나 보상 및 사회적 상호작용을 증가시킨다.

용량과 투여 경로

대개 사람들은 MDMA를 경구로 복용한다. 레크리에이션 사용자들은 종종 코로 흡입하는데, 이는 빠른 시작, 더 강렬한 정점을 유발하는 대신에 지속시간은 더 짧다. 일반적으로 경구용 용량은 80-150 mg이다. 종종 사람들은 사용 후 90-150분에 초기 용량의 절반에 해당하는 "부스터"를 복용한다. 이는 효과를 연장하고, 효과가 천천히 감소하게 한다. 경구투여에 대한 반응은 약 30-40분 후에 시작되며, 90분에서 3시간 사이에 정점을 이루고, 5-6시간이 지나면 대부분 없어지지만, 부스터를 사용하면 최대 8시간까지 효과가 지속된다. 치료나 비의료 setting에서는 계속해서 부스터를 사용하지는 않는다. 왜냐하면 이로 인해 쾌락적 효과보다 부작용이 강해질 수 있기 때문이다.

효과/부작용

MDMA은 감정적, 신체적 효과가 있다. 사람들은 더 개방적이고 유쾌하며, 성적 및/또는 정신적으로 흥분되며, 수용력이 높아지며, 두려움이 없어지며, 이완되고, 명확한 사고를 경험하게 된다. 사용자는 춤추거나 이야기하거나 신체적 접촉을 통해 감각을 강화하고자 하는 욕구가 있다. 사회성과 타인과의 친밀함이 증가하고, 자신감과 대인관계의 따뜻함, 공감능력이 높아진다.

시각적 효과는 대단하지 않다. 빛이 밝아지고 공기에서 반짝임이 느껴질 수 있다. 이것은 MDMA가 동공을 확대시켜서 그렇다. 몇몇 사람들은 amphetamine이나 methylphenidate처럼 소량의 MDMA를 공부, 창작 또는 명상의 보조도구로 사용한다.

다른 사이키델릭처럼 효과는 set과 setting에 따라 다르다. 개인 또는 소규모 그룹의 setting은 이완과 향상된 소통을 촉진하며, 큰 댄스장소는 활동증가와 자기중심적 상태를 유도할 수 있다.

MDMA와 다른 약물을 병용하기도 한다. 예를 들어, MDMA와 LSD를 병용하는 "candy flipping"은 LSD로 인한 불안감을 줄이면서 다른 효과는 유지한다. 병용하는 다른 약물로는 ketamine, 버섯 및 2C-B(mescaline보다는 덜하지만 MDMA보다는 더 사이키델릭한 phenethylamine) 등이다. 일반적인 경구용 용량의 급성 부작용으로는 동공확장에 따른 이중시야 또는 흐린 시야 및 안구진탕이 있다. 이외에도 불안, 이갈이, 체온상승, 근육경련, 오한, 맥박증가, 혈압상승, 구토/메스꺼움, 불면증, 발기부전 및 발한이 있다. 더운 클럽에서 체온증가와 탈수로 인해 사망에 이르기도 한다. 전해질을 보충하지 않고 물만 마시는 것은 나트륨 저하를 유발하고, 이는 경련을 일으킨다.

몇 일 동안 MDMA를 지속적으로 사용하면, 어떤 사람은 슬픔, 짜증, 충동성, 분노뿐 아니라 경험하지 못한 극도의 즐거움, 우울감, 불안감을 겪기도 한다. 수면이 나빠지며, 집중력과 사고에 어려움을 겪으며, 식욕이 감소하고 성욕 및/또는 성기능이 감소하기도 한다.

내성과 중독

내가 아는 한, 인간을 대상으로 MDMA의 내성을 조사한 임상연구는 없다. 따라서, 우리는 연구와 달리 MDMA의 순도와 용량 같은 중요 요인을 통제할 수 없는 사용자들의 "현장"에서 얻은 데이터에 의존해야 한다. 그런 자료임에도 불구하고, MDMA을 정기적이고 과도하게 사용하면 심리적 효과에 대한 내성이 발생한다고 알려준다. 즉, 동일한 심리적 효과를 얻으려면 더 높은 용량을 사용해야 한다. 정기적 사용으로 인해 심리적 효과는 약해지지만, 심혈관 및 체온에 대한 효과는 그렇지 않다. 그래서 점점 더 많은 용량을 사용하게 되면서 의학적 위험이 발생한다. 게다가, 일화적인 보고들에 따르면 첫 번째 MDMA 경험 후에는 비록 제한적으로 드물게 사용하더라도 처음과 동일한 효과를 느끼지 못한다고 한다.

MDMA "중독"이 opiates와 알코올처럼 독특한 신체 금단증상을 발생시키는지는 잘 모른다. 그러나 심리적 금단증상은 사용량이 많을수록 더 심각하게 발생한다. 증상으로는 갈망, 피로감, 식욕감소와 기분변화, 성기능장애, 우울감 및 집중력 저하가 포함된다.

MDMA의 독특한 부작용은 "세로토닌 증후군"이다. 이는 시냅스 내에서 MDMA로 인해 자극받은 세로토닌의 방출이 독성수준을 넘어서면 발생한다. 경미한 증상으로는 안절부절, 떨림, 오한, 설사, 혈압 및 맥박 증가, 불안감이 있다. 심각한 경우 체온상승, 근육경직, 혼동, 경련 및 혼수상태가 된다. 일부에서는 사망하기도 한다.

임상연구에서 세로토닌 증후군 사례는 보고되지 않았다. 오히려 다른 세로토닌 활성약물과 MDMA를 함께 복용하면 발생할 수 있다. 이러한 약물에는 amphetamine, opioid(특히 tramadol), cocaine, SSRI 및 SNRI[2)]와 같은 항우울제, 항히스타민제, 비정형 항정신병약물, MAO 억제제, 항생제인 linezolid 등이 있다.

신경독성

MDMA의 신경독성 또는 뇌손상 문제때문에 1980년대 중반부터 MDMA의 사용은 쉽지 않다. 그런데 특히 정신치료의 보조로서의 MDMA

2) 세로토닌-노르에피네프린 재흡수 억제제(Serotonin-norepinephrine reuptake inhibitors, SNRI). 잘 알려진 항우울제로는 duloxetine과 venlafaxine이 있다.

사용을 옹호하는 사람들은 이러한 나쁜 효과를 간과한다. 그들은 "비독성" 용량을 복용하는 환자들; 뇌영상 연구의 일관성 부족; 불순물, 변경된 또는 위조된 MDMA; 심지어 이러한 문제가 있더라도 지속적으로 중단하면 정상화됨; 인간과 실험동물 사이의 약물 감수성의 차이; 그리고 통제되지 않은 setting 등을 언급하며 반박한다. 그러나 MDMA의 신경독성은 사소한 문제가 아니며, MDMA를 복용할지 여부, 어떤 setting에서, 얼마나 많이, 얼마나 자주 복용할지를 결정할 때 중요한 고려사항이다.

이 결정을 내리는 동안, 위험 대비 이득의 개념을 명심하라. 잠재적 이득에 비해 잠재적 위험이 어떤 지 생각해보라. 다른 치료가 효과 없는 심한 외상 후 스트레스장애의 경우, 두세 번의 MDMA 및 정신치료 세션이 중요한 이득이 된다는 증거가 있으므로 이 경우는 이득이 크다. 반면에 주말마다 과열된 환경(바, 파티 또는 나이트클럽)에서 술과 다른 약물을 함께 레크리에이션으로 과다사용을 한다면 위험이 더 크다. 이 중간은 정기적이지만 자주는 아닌(예를 들어 한달 마다 또는 연간 몇 번) 빈도로 창의적, 정신치료적, 파트너와의 교감 또는 영적 목적으로 사용하는 것이다.

장기적 신경독성은 급성 심리적 효과를 유발한 메카니즘과 연관이 있다. 즉, 신경세포로부터 신경전달물질의 방출과 이어지는 재흡수의 억제가 너무 많이 그리고 너무 자주 발생해서 해당 신경세포가 손상된다. 세로토닌 합성 및 재흡수의 장기적 결손이 종종 발견되며, 이는 세로토닌을 함유하는 신경세포에 손상이 있다는 뜻이다. 도파민과 노르에피네프린에 대한 결과는 일관성이 약하다. 경구투여된 MDMA가 MDA(3,4-methylenedioxyamphetamine)로 변환되는 것이 신경독성에 주로 관여한다. 뇌에 직접 MDMA를 주사하는 경우-MDA 생산을 우회함-신경독성이 줄어든다.[3] 신경학적/뇌영상

3) MDA로 전환되지 않는 MDMA 유사 화합물의 개발은 MDMA보다 더 좋은 안전성 프로파

및 임상적 결손은 장기적 MDMA 사용중단으로 개선될 수 있다.

신경독성에 대해 논의하고 있으므로, MDMA가 척수액을 빼낸다는 이슈에 대해 말하겠다. MDMA는 신경계에서 척수액의 양을 줄이지 않는다. 오히려 연구대상자의 척수액의 신경전달물질을 조사하기 위해 과학자들이 반복적으로 척수천자를 시행한 것이 원인이 되었는데, 즉 과학자들이 척수액을 "배출"한 것이다. 그리고 그 척수액의 양은 극히 적다(역자 주: 문제가 될 정도는 아니다).

법적 문제

MDMA는 Schedule I 약물이다.

요약

이 핸드북의 다른 약물과 비교하여 나는 MDMA의 부작용을 더 자세히 다룬다. MDMA의 "적정량"과 "과다량" 사이의 구분은 모호하다. MDMA에 대한 나의 결론은 다음과 같다: 사이키델릭에 관심이 있지만 전형적 사이키델릭으로 지나치게 강렬하고 방향을 잃거나 불안정한 경험을 우려하는 사람들에게 MDMA는 사이키델릭 상태에 약하게 진입하는데 도움이 된다. 게다가 MDMA는 독특한 치료특성을 가진다. 그러나 전형적 화합물의 소량투여도 이와 동일한 효과를 가져올 지는 의문이다. 예를 들어, 우리의 DMT 연구에서는 약물투여 후 혈액내 바소프레신이 매우 높게 상승하는 것을 발견했다. 바소프레신은 MDMA로 인한 공감 및 감정적 친밀감을 조절할 수 있는

일을 가진다.

사회성 호르몬인 옥시토신과 밀접한 관련이 있다. 유감스럽게도, 연구자들은 MDMA와 신경독성이 없는 전형적 사이키델릭을 심리적 효과의 측면에서 체계적으로 비교하지는 않았다. 만약 전형적 사이키델릭의 소량투여가 비슷한 효과를 보인다면, 그 사이키델릭을 사용함으로써 신경독성에 대한 우려는 불식된다.

아마도 소량 내지 중간 용량의 순수 MDMA를 평생 몇 번 정도만 사용한다면 안전할 것이다. 그러나 정기적이고 빈번하며 과도한 사용은 결국 문제를 초래할 가능성이 크다.

제 9 장

Ketamine

Ketamine은 임상사용을 위해 합법적으로 승인된 최초의 사이키델릭이며, 특히 치료저항성(treatment resistant) 우울증에서 사용중인 항우울제에 부가하는 약물로 사용된다. 그러나 LSD나 psilocybin과 같은 전형적 사이키델릭은 아니다. 주관적 효과는 전형적 화합물과 비슷하지만 약리학이 다르며 심리적, 신체적 위험이 전형적 약물보다 더 크다.

Ketamine의 다른 이름으로는 “K”, “스페셜 K” 등이 있으며, Ketalar라는 상품명도 있다. Ketamine은 합성약물이며 arylcyclohexylamines 계열에 속한다. 연구자들은 1960년대에 PCP의 대안으로 ketamine을 개발했다. PCP 또는 phencyclidine[“천사 먼지(angel dust)”]은 효과적인 마취제였지만 오래 안 가서 남용되는 약물이 되었다. Parke-Davis(현재 화이자 계열사)의 화학자들은 끈질기게 연구한 끝에 약간의 분자수정을 거쳐 ketamine을 발견했다.

내가 1970년대 새크라멘토 카운티 병원 응급실에서 일할 때 PCP 중독사례를 많이 보았다. Ketamine의 영향을 받은 사람들은 혼란스럽고 편집증에 시달렸으며 통증 차단효과로 인해 초인적 힘을 보였다. 환자를 들것에 고정하고 묶는 데 적어도 네 명의 건장한 경찰관(팔다리마다 한 명씩)이 필요한 경우에는 PCP를 복용했다고 쉽게 알 수 있었다. 경련과 심장독성으로 인해 혼수상태에 빠지거나 사망에 이르기도 했다. Ketamine은 PCP보다 훨씬 안전하여 베트남 전쟁에서 처음 사용되었다.

Ketamine은 혈압이나 호흡을 감소시키지 않아서 마취에 유용하다. Ketamine은 통증 및 움직임을 억제하는 강력한 효과로 인해 여전히 마취제로 사용한다. 이러한 특성은 어린이를 치료하거나 화상환자를 치료할 때, 그리고 동물 마취제로도 유용하다. Opiates처럼 급성 및 만성 통증관리에도 효과적이지만 남용될 가능성이 적다.

마취 이하의 용량에서 ketamine은 전형적 사이키델릭의 주관적 효과와 유사한 "출현 현상(emergence phenomena)"을 일으킨다. 정신의학에서 ketamine의 사용은 2000년에 예일대학교 연구진이 사이키델릭성 용량의 ketamine이 빠른 항우울 효과를 보인다는 사실을 발견하면서 시작되었다. Ketamine의 항우울 효과에 대한 연구는 계속되고 있다.

약리학

Ketamine과 ketamine의 가장 중요한 대사산물인 HNK(hydroxynorketamine)는 N-methyl-D-aspartate(NMDA) 수용체를 차단하여 그 효과를 발휘한다. 이 수용체는 신경전달물질인 글루타메이트의 주요 표적이다. 이는 세로토닌이 지배적 역할을 하는 기존의 사이키델릭과는 다르다. Ketamine과 HNK는 또한 신경가소성(neuroplasticity)과 신경생성(neurogenesis)을 자극한다. 또한, 시그마-1 수용체와 마찬가지로 ketamine의 항우울 작용에는 mTOR-"mechanistic target of rapamycin"[1)]-경로가 중요하다.

Ketamine의 기능적 연결성 효과에 관한 데이터는 일관성이 없지만 일반적으로 기존 약물과 유사하다. 여기에는 뇌 엔트로피 증가, 글로벌 연결성

1) mTOR 효소는 인슐린 효과를 포함하여 다양한 세포 과정과 구조를 조절한다.

(global connectivity) 증가, 하향식 활동 감소 및 상향식 활동 증가 등이 포함된다.

Ketamine의 정신형성(psychoplastogenic) 효과는 동물모델에서 노출 후 60-90분 이내에 빠르게 시작된다. 이 효과는 2주 이상 지속되지만 전형적 사이키델릭만큼 오래 가진 않는다.

조현병의 증상과 마취제보다 낮은 용량에서의 ketamine "사이키델릭" 상태가 겹친다. 그래서 전형적 사이키델릭과 정신병 관계를 조사한 연구와 비슷한 연구가 ketamine으로 진행되었다. 정상 지원자에서 ketamine은 조현병의 "음성"증상(예, 무기력, 감정 감소, 언어능력 감소 등)을 유발한다. 반면에 전형적 사이키델릭은 편집증, 망상, 환각과 같은 "양성"증상을 유발한다. 조현병 환자에게 ketamine을 투여하면 양성증상과 음성증상이 모두 악화된다. 이러한 연구들은 ketamine으로 매개하는 수용체 메커니즘을 목표로 하는 새로운 항정신병 치료제 개발로 연결된다. 이는 LSD와 정신병의 관계가 새로운 항정신병약물을 개발하는 데 도움된 것과 마찬가지이다. 즉, LSD 효과를 차단하는 약물은 항정신병 효능이 있다. 마찬가지로 ketamine의 "psychotomimetic" 효과를 차단하는 약물의 개발은 임상적으로 유용할 것이다.

용량 및 투여경로

Ketamine은 여러 경로를 통해 활성화된다. 경구, 설하, 근육내, 비강, 정맥이 가장 일반적인 의료용 경로이다. 코흡입과 근육주사는 가장 인기있는 비의료적 레크리에이션 경로이다.

비강 ketamine(레크리에이션용으로 건조분말을 흡입하거나 의료용으로 비강 스프레이를 사용하는 경우)의 효과는 3-5분 이내에 시작하여 약 30-60분간 지속된다. 레크리에이션용 ketamine 분말의 "범프(bumps)" 용량은 30-

100 mg이며, 항우울치료를 위한 Spravato[2)]의 용량은 56 또는 84 mg이다.

우울증에 대한 근육주사 ketamine 용량은 0.5-2 mg/kg이며, 효과는 3-5분 이내에 시작되어 약 1시간 동안 지속된다. 우울증에 대한 정맥주사 ketamine은 40분에 걸쳐 약물을 주입하며 비슷한 용량을 사용한다. 효과는 30초 이내에 시작되며 주입이 끝나고 약 10분 후에 중단된다. 중등도의 사이키델릭 효과를 일으키는 경구용 ketamine의 용량은 100-300 mg이다. 개인 또는 커플 정신치료를 위한 ketamine의 "정신용해(psycholytic)" 용량은 설하 또는 경구로 50-150 mg이다. Lozenge(사탕 제재)는 삼키는 형태보다 나은 것같다. 효과는 약 5분에 시작하여 약 1-2시간 지속된다. 메스꺼움과 구토를 줄이려고 또는 환자가 삼키기 어려운 경우에 ketamine 좌약을 투여하는 경우가 있다. 우울증 치료를 위해 환자는 일반적으로 안대를 착용하고 임상의가 선택한 음악을 듣는다.

우리는 대부분 적당한 수준으로 변화상태를 유발하는 용량과 투여경로를 사용하는 치료모델에 대해 듣는다. 그러나 일부 임상의는 우울증 및/또는 통증에 최소 또는 비정신활동성(non-psychoactive) 용량으로 경구 또는 설하로 사용한다. 치료는 매일 또는 필요에 따라 간단히 할 수 있다.

정신치료 setting에서 임상의는 효과가 가라앉기 시작하면 원래 용량의 절반에 해당하는 부스터(구강, 설하 또는 근육내 투여)를 투여할 수 있다. 이는 정신치료 또는 레크리에이션 맥락에서 MDMA 부스팅과 비슷하다.

---

2) Spravato는 ketamine의 이성질체이며 처방 및 투여를 위해서는 특별 등록이 필요하다. 이성질체는 오른손과 왼손처럼 분자의 "오른손" 또는 "왼손" 버전이다. 때로는 한 이성질체가 다른 이성질체보다 더 효과적이거나 부작용이 적은 경우도 있다. 어떤 경우에는 제약회사에서 단순히 특허를 목적으로 한 이성질체를 판매하기도 한다. Spravato는 S-("왼손") 이성질체이다: "s-ketamine."

주관적 효과

저용량 ketamine은 알코올이나 진정제와 같은 느낌(말이 어눌해짐, 이완 및 불안감 감소, 쾌감 및 행복감, 몽환적 느낌, 현기증, 조정력 저하, 균형감각 상실)을 준다. 저용량 ketamine의 기분좋은 효과(일부에서는 MDMA와 비교하기도 함)는 클럽마약으로 인기가 높은 이유이다. 또한 benzodiazepine계열의 항불안제처럼 사용할 수 있다. 창의력과 문제해결능력이 향상될 수 있다.

사이키델릭성 용량을 복용하면 신체의 일관성에 변화를 경험한다. 마치 나무나 플라스틱으로 구성된 것처럼 신체부위나 모양이 왜곡되고 무중력 상태, 부양 느낌을 받는다. 환상, 황홀한 감정, 새로운 통찰력, 청각왜곡 등이 흔히 나타난다.

고용량의 ketamine을 복용하면 "K-홀(K-hole)"에 들어가기도 한다. 전신마취 상태여서 움직이거나 눈을 뜰 수 없지만, 여전히 의식이 있다고 상상해 보라. 이 상태는 말도 못하고 움직일 수 없고, 해리상태이며, 감각이 분리된 상태이다. 마치 주변환경에 녹아드는 것처럼, 현실과 단절되고 자아가 없다고 느껴진다. 세상은 의식 속에 깊게 보이고, 시각적 청각적 내용으로 가득 차 있다. 하얀 빛 속으로 들어가기도 한다. 에너지와 색의 둥근 공은 사람 또는 "존재(being)"를 나타낸다. 그리고 깊은 우주공간에서 자신을 발견할 수도 있다. 어떤 사람들은 K-홀이 매우 매력적이라고 생각하지만, 준비가 안된 사람에게는 끔찍한 시련이다.

연구에 따르면 K-홀은 자연적으로 발생하는 임사체험과 비슷하다고 한다. 처음에 윙윙거리거나 울리는 소리가 들리고, 어두운 터널을 지나 밝은 빛을 향해 빠른 속도로 터널을 통과하고, 죽었다는 확신이 들며, 영적 존재와의 텔레파시를 나눈다.

치료 용도

수십 건의 연구결과에 따르면 ketamine은 기존의 항우울제나 다른 치료법에 듣지 않는 우울증 환자의 기분을 빠르게 개선하였다. 이는 psilocybin이나 ayahuasca 같은 전형적 사이키델릭의 치료에서 비슷하게 관찰된다. 하지만 기적의 치료제는 아니며 우울증 증가, 자살충동, 분명치 않은 효능에 대한 보고는 이러한 주장을 반박한다. 또한 opiates에 치료반응이 없거나 의존성 문제가 발생한 경우에도 급성 및/또는 만성 통증에 대한 ketamine 치료를 뒷받침하는 상당한 연구문헌이 있다. 예비 데이터에 따르면 ketamine은 알코올 의존증과 폭식증에도 잠재적인 효과가 있다고 한다. 외상후 스트레스장애 환자의 우울증을 개선하지만, 핵심적인 외상후 스트레스장애 증상에는 효과적이지 않을 수 있다. Ketamine은 자살충동을 빠르게 감소시키며 응급실에서 이러한 목적으로 사용되고 있다. 일부 법집행 기관에서는 난폭한 수감자를 '화학적으로 억제'하기 위해 ketamine을 사용하기도 한다.

우울증 및 기타 정신장애에서 ketamine 투여와 함께 시행할 정신치료를 얼마나 어떻게 하는가는 정해지지 않았다. 사실, 현대의 "ketamine 치료"의 매력적인 요소 중 하나는 생물학적 효과가 심리적 효과보다 우선한다는 것이다. 이는 전통적 화합물에서 단순히 "생물학적" 치료라기 보다는 "사이키델릭-보조 정신치료"라는 치료모델에 관한 논쟁과 대조적이다. 그럼에도 불구하고 ketamine과 함께 시행하는 정신치료가 ketamine 단독보다 더 효과적이며 부작용이 적다는 증거는 보고된다.

Ketamine을 비강으로 투여하는 Spravato 전용 프로그램은 처음 한 달 동안 주 2회, 다음 달은 주 1회 투여하고 그 이후에는 1-2주마다 장기적으로 치료한다. Spravato 프로그램 이외의 ketamine 치료의 일반적인 간격은 1주에서 5주 사이이다.

Ketamine 클리닉은 전문간호사, 마취과 전문의, 정신건강의학과 전문의 또는 가정의학과 전문의가 운영하며 대도시에서 점점 늘어난다. 클리닉에 따라 정신치료를 제공하기도 안하기도 한다. 코로나 팬데믹 동안 클리닉에서는 ketamine lozenge를 우편판매했으며, 원격으로도 시행했다.

Spravato는 비싸지만 점점 많은 보험회사가 처리해준다. 제네릭 ketamine은 저렴하며 조제약국에서 ketamine 스프레이를 훨씬 저렴하게 준비할 수 있다. 또한, 조제약국을 통해 제네릭 ketamine을 처방하기 위해 Spravato 제공자로 등록할 필요는 없다.

부작용

Ketamine은 전통적 화합물에서는 나타나지 않는 다양한 급성 및 장기 부작용을 가지고 있다. Ketamine은 남용과 신체적 부작용에 더 취약한 편이다.

신체적

고용량의 ketamine은 혈압과 심박수를 높이고 심장질환이 있는 경우 심장 증상을 악화시킬 수 있다. Ketamine은 또한 안압을 높이고 녹내장을 악화시킬 수 있다. 다른 부작용도 드물지 않으며, 특히 레크리에이션용으로 사용하는 경우 더욱 흔하다. 여기에는 현기증, 타액분비, 메스꺼움, 구토, 안구진탕으로 인한 복시 등이 포함된다. 통증을 느껴야 할 때에 신체감각의 저하때문에 느끼지 못해서 위험하다. Ketamine만으로 인한 직접 사망은 드물다. 그러나 사고로 인한 사망은 발생할 수 있다(예, 욕조에서 물 밖으로 머리를 들지 못하는 경우). 어떤 사람이 그런 상황에서 실제로 사망했다. 또한 구토하고 고개를 옆으로 돌리지 못하면 구토물이 흡입될 수 있다.

레크리에이션 사용의 장기적 부작용으로는 방광염 같은 비뇨기 문제와 위장관 경련이 있다. 비뇨기 문제는 Spravato에서도 발생한다. 신경독성은 고용량에서 발생하고, 신경보호 및 기타 유익한 효과는 저용량에서 생긴다. Ketamine은 성인 뇌보다 발달중인 뇌에 더 신경독성이 있는 것 같다.

심리적

장기간 과다복용하면 기억상실과 건망증이 나타나며, 편집증과 기분변화가 가능하다. 의료 setting에서 정신변화성 용량의 ketamine으로 인한 심리적 부작용은 흔하지 않지만, 자살충동 증가 및 우울증 악화 등이 나타나기도 한다. 이런 부작용은 psilocybin 치료 또는 기존 항우울제에서도 나타난다.

레크리에이션용 ketamine 중독은 드물지 않다. 심리적 의존성은 초기보다 6-7배 더 많은 양을 복용해야 나타나며, 자주 복용하는 사람은 약이 다 떨어질 때까지 복용할 수 있다. Ketamine을 통제불능 정도로 사용한 유명한 사례로는 돌고래와 인간의 의사소통 및 격리탱크 연구로 유명한 정신건강의학과 의사 John Lilly와 밝은 세상으로의 여행의 저자 Marcia Moore 등이 있다. 신체적 금단은 심리적 금단보다 덜 알려져 있다.

Ketamine은 cocaine 또는 MDMA와 혼합하거나 완전히 대체 가능하다. Ketamine과 다른 약물을 혼합하면 특히 위험하다. 예를 들어, 각성제/cocaine과 ketamine을 함께 사용하면 활동성은 증가하지만 운동조절 능력이 저하되며, 알코올과 함께 사용하면 진정효과 및 기타 억제효과가 증폭된다. Ketamine은 몸을 움직이지 못하게 하므로 데이트-강간 약물로 사용되기도 한다.

법적 문제

Ketamine은 Schedule III 약물로 처방에 면허만 필요할 뿐이다. 그러나 비의료적 용도의 소지, 판매, 배포 등은 불법이다.

제 10 장

Salvia divinorum/Salvinorin A

Salvinorin A는 Salvia divinorum의 1차 정신활성 화합물이다. 이 식물은 "예언자의 민트(diviner's mint)", "예언자의 샐비어(diviner's sage)", "양치기의 민트/샐비어(skapastora)", "양치기의 허브(yerba de la Pastora)", "양치기의 마리아(Maria pastora)" 등 다양한 이름으로 불린다. 이것은 향이 없는 민트과에 속하며 멕시코 Oaxaca 산에서 자란다. 원주민인 마자텍족 무당들은 종교적 목적과 치유, 특히 설사와 염증성 질환과 같은 위장증상을 치료하기 위해 salvinorin A를 사용했다.

역사

역사상 salvia divinorum의 사용이 얼마나 오래 전으로 거슬러 올라가는지는 확실하지 않다. 멕시코 원주민인 마자텍족에서 그 식물의 역할을 Jean Basset Johnson은 1930년대 후반에 기술했다. lfredo Ortega와 Leander Valdes III는 1980년대 초에 salvinorin A를 추출했고 Valdes라는 이름을 붙였다. 1990년대에 Daniel Siebert는 기화된 순수한 salvinorin A가 정신활성 물질임을 입증했다.

화학/약리학

Salvinorin A는 질소 원자를 포함하지 않는다. 즉, 알칼로이드(alkaloid)가 아니며 terpene인데 이는 조향, 맛, 색상에서 중요한 물질이다. 그러나 순수한 salvinorin A는 무취, 무미, 무색이다.

Salvinorin A는 또한 그 활성이 주로 kappa-opioid 수용체 자극에서 비롯하는 독특한 특성을 갖는다.[1] 세로토닌 및 노르에피네프린 수용체에서 활성은 미미하다. 최근의 자료들은 도파민 및 카나비노이드 수용체(cannabinoid receptor)에 대한 활동성을 보고한다.[2] 일부 뇌영상 연구에서는 전형적 화합물 연구와 유사한 결과를 보였다.

용량과 투여 경로

Salvinorin A는 자연적으로 생기는 가장 강력한 사이키델릭으로서 LSD보다 훨씬 적은 용량으로 정신활성 효과를 나타낸다. 기화된 salvinorin A는 125-1000 ㎍으로도 활성화된다.[3] 이 용량은 너무 적어서 정확한 측정을 위해 고가의 분석장비가 필요하다.

투여경로는 말린 잎을 피우거나 salvia divinorum 추출물을 설하로 섭취하거나 건조시킨 잎을 씹어 설하로 흡수한다. 또한 다른 흡연가능한 식물에 추출물을 넣어서 강화하기도 한다. 설하 투여 혹은 또는 추출물로 강화된 잎을 사용하는 경우에는 매우 낮은 용량으로 시작한다.

---

1) Ibogaine은 kappa 수용체도 활성화시키지만, 이는 효과를 발휘하는 여러 메카니즘 중 하나일 뿐이다.

2) 예를 들어 THC (tetrahydrocannabinol)와 CBD (cannabidiol)이다.

3) LSD는 50-400 μg 범위에서 활성적이다.

씹어서 설하 흡수하기 위해서는 10-30개의 신선하거나 말린 잎이 필요하다. 아주 천천히 씹어서 30-60분 동안 입에 머금은 후 뱉어낸다. 또한 20-80개의 신선한 잎을 물에 풀어 차를 만든다.

효과/부작용

알코올성 추출물(tincture)로 복용하면, 10-15분 내에 효과가 시작되어 빠르게 정점에 달하며, 1시간 이내로 대부분 효과가 사라진다. 씹는(quid) 방식으로 복용하면 30분 내에 완전한 효과가 나타나며, 이는 30-60분 정도 지속된다.

Salvinoriin A를 피우는 경우, 즉시 효과가 나타나며 2-5분 후에 정점에 달하고 대부분 45분 이내에 효과는 사라진다. 그러나 혼란감은 오래 지속될 수 있다. 고용량에서는 외부 감각의 지각, 기억의 상실, 약물효과와 외부 현실을 구분하기 어려워지는 현상이 나타난다. 저용량에서, 또는 설하나 경구로 투약하는 경우, 어두운 방이나 눈감았을 때 시각적 효과를 알아볼 수 있으나 밝은 방이나 눈뜨고 있을 경우에는 미약하다.

신체 이미지에 대한 변화는 늘어지고 퍼지고 녹아내리는 듯한 신체 감각과 함께 다양한 물체들이 나타나는 경우가 흔하다. 대화하거나 움직이는 것이 어려울 수 있다. 환각의 세계로 진입하여 다른 개체나 존재를 만날 수 있다.

실제인지 약물효과인지 구별되지 않아서 환각의 물체와 물리적 교감을 시도하기도 한다. 따라서 salvinorin A는 인식이 사라지는 "true psychotomimetic"으로 간주될 수 있다. 약물을 안한 상태의 강인한 돌보미(sitter)가 동반하여 투여자가 자해하지 않도록 조심한다.

이런 인식상실은 DMT와 ketamine과는 다른데, DMT와 ketamine으로도

해리된 세계에 접근 가능하지만 "DMT/ketamine 세계"와 "실제 세계"가 따로 있다는 인식은 유지한다. 그러나 salvinorin A에서는, 약물 복용한 사실 자체를 망각할 수 있다. 또한 기억하더라도 약물이 물리적 현실을 바꾸었다고 믿는다. 현실과 salvinorin A로 인한 환각세계 사이의 정상적 경계선이 무너지기 때문에 많은 사람들은 두 번 다시 salvinorin A의 복용을 원치 않기도 한다. 반면에, 일부 사람들은 salvinorin A 경험을 매력적으로 느낀다.

Salvinorin A를 피우는 경우, 심박수나 혈압에 영향을 주지 않는다.

부작용

고용량 salvinorin A의 강한 해리작용과 약물과 현실세계의 구별능력의 상실은 다른 사이키델릭에 비해 더 많은 플래시백을 일으킬 수 있다. Salvinorin A가 신경독성이나 다른 장기손상을 유발한다는 보고는 없었다.

법적 문제

미국 연방법에서는 salvinorin A 또는 salvia divinorum을 불법화하지 않았다. 하지만 몇몇 주에서는 해당 식물이나 추출물의 소유가 불법이다.

제 4 부

실무 지침

제 11 장

트립하는 법

우리는 사이키델릭 약물의 경험을 "trip" 또는 "journey"라고 부른다. 여느 여행과 마찬가지로, 목적지가 더 색다르고 낯설고 도전적일수록 준비를 더 많이 해야 한다. 따라서, 사이키델릭 경험을 긍정적으로 만들어주고 부정적인 결과를 줄이는 지침을 제공함이 중요하다.

사이키델릭 약물에 있어 중요한 세 가지 기본은 set, setting, 용량(dose)이다. 특히, 우리가 의도한대로 설정할 수 있는 setting이 셋 중에서 가장 중요하다.

1988년에 사망한 Leo Zeff는 "the Secret Chief"로 알려진 Bay Area의 심리학자이다. 그는 수십년간 수천 건의 사이키델릭 사용을 지도하였다. 그가 사용한 약물은 MDMA, LSD, psilocybin, ibogaine, MDA 및 ketamine이 포함되어 있었다. 내가 1980년대 중반 멘토로써 그를 만나게 되어 행운이었다.

Leo의 중요한 통찰 중 하나는 단순히 사이키델릭 약물을 복용하기로 결정하는 것 만으로도 "트립이 이미 시작되었다"라는 것이었다. 우리의 삶은 이제 그 약물의 "영향"을 받았으며 우리는 그것에 대해 생각하기 시작하였다. 과연 그 트립은 어떨까? 무엇이 가장 좋은 setting일까? 그리고 트립 이후 내 삶은 어떻게 될까?

소개할 제안들은 이러한 약물들이 완전한 사이키델릭 상태에 이르는 용량에 관한 것이다. 이 다음 장에서 설명할 저용량 약물로는 완전히 사이키델릭 상태에 이르지 않으며 따라서 준비가 많이 필요하진 않다. 그러나 특정 사이키델릭에서 용량에 따른 영향이 불확실하다면, 고용량 경험을 위한 절차들이 필요하다. 또한 저용량에서 고용량으로 증가시키면서 예기치 않았던 강한 효과에 대비하기 위해 이 지침들이 도움된다.

장기 준비과정

이 과정은 사이키델릭 약물에 특정된 단계는 아니며, 우리 인생이 가는 전체적인 방향과 관련있다. 우리는 주변에서 오는 즐거움인 음식, 여행 그리고 도락에 방향을 맞추게 될까? 영적 문제가 우선일까? 더 높은 힘, 신 혹은 천사들이 존재하는지 알기를 바라는가? 우리가 보지 못하는 세상에 대해 의문을 가지지만 아직 경험해보지 못한 것뿐일까? 창조적(예술적 또는 과학적) 욕동이 우리의 야망을 이끌까? 우리가 어떻게 느끼고 생각하고 행동하는지에 대해 이해하는 심리적 혹은 감정적 지식이 인생 최고의 목표일까?

어쨌던 사이키델릭 약물을 복용하겠다는 결정을 내린다면, 이들 물질이 "사이키델릭"한 이유가 있음을 기억해야 한다. 이들은 마음을 나타내거나 드러나게 하는 물질이다. 따라서, 어떤 의도이든 준비과정에서는 자신의 내면과 친밀감을 갖는 것이 최선이다. 트립 중 자신을 성공적으로 안내하기 위해 자기-지식(self-knowledge)이 필요하다. 이는 여권이나 비행기 티켓만 사면 해결될 간단한 여행 준비가 아니라, 내면 여행에 대한 준비라는 것을 염두에 둔다.

자기-지식을 위한 폭넓은 접근방식으로 검증과 신뢰성을 갖춘 두 가지는 정신치료와 영적 수행이 있다. 두 접근방식 모두 자기 검토와 변화에 대한 에너지, 집중력 및 헌신을 필요로 한다. 두 접근방식의 차이는 생각만큼 명확하지 않다. 예를 들어, AA(Alcoholic Anonymous)와 같은 익명 프로그램의 경우 "높은 힘"에 대한 강조가 전통적인 정신치료 과정과 쉽게 결합한다.[1)]

현재 수많은 신자가 있으면서 수천 년의 전통을 가진 종교는 유대교, 기독교, 이슬람교, 불교, 힌두교 등이다. 이들은 믿음에서 차이가 존재하며, 우리가 더 나은 태도로 살수 있도록 가르친다. 예를 들어, 불교는 외부에는 신이 없기 때문에 온전히 우리 자신의 손에 영적인 발전이 달려 있다고 가르친다. 그래서 불교에서의 명상훈련은 깨어 있는 자기인식을 의식수준으로 끌어올려 계몽하는 것을 집중적으로 훈련한다. 반면 신에 중심을 둔 서양의 종교들은 자신의 바깥을 바라본다. 구원이나 축복은 신에 대한 기도와 그를 섬기는 일로 얻어진다고 그들은 믿는다. 서양의 종교에서는 구원과 축복을 바라는 자는 외부의 신을 위해 일하고 기도해야 한다. 중요한 것은 서양과 동양 모두 신뢰성이 있고 공감적이며 격려해 주는 동료와 교사들의 공동체를 찾아 그 속에서 일한다는 것이다. 그곳에서 우리는 사이비 종교와 같이 위험하고 착취적인 환경을 피해야 한다. 많은 종교기관은 도움을 구하는 사람들을 착취하고 포섭당하는 것을 막는데 어려움을 겪고 있다.

전통적 정신치료의 목표는 일상생활의 문제를 다루는 등 생각보다는 온건하다.[2)] 정신치료 과정은 감정적 또는 심리적 고통, 어려운 관계, 또는 우리의 잠재력에 부응하지 못하는 것을 인정하는 것으로 시작된다. 대부분의 경우 이 작업은 일대일 환경에서 진행되지만 집단치료가 포함될 수도 있다. 그

---

1) 익명 프로그램과 약물사용의 관계는 복잡할 수 있다. 일부 단체는 모든 "정신약물(psych med)"의 철저한 배제를 권장하는 반면, 다른 단체는 더 유연하다. 그리고 우리는 AA의 공동설립자 중 한명인 Bill Wilson이 1950년대 자신의 경험 이후 LSD를 양호하게 평가한 사실을 잊어서는 안 된다.

2) 영적 목표가 더 중요해지는 시점에는, 좋은 정신치료자들은 그들의 한계를 느끼고는 당신을 영적 스승에게 안내할 것이다. 마찬가지로, 영적 스승은 당신이 영적 성장을 방해하는 심리적 문제를 겪고 있다면 당신을 정신치료자에게 안내할 것이다.

것은 우리가 피하거나 인식하지 못하는 감정, 기억 및 생각에 접근하기 위해 의사소통 또는 "대화요법"을 사용한다. 그 부분을 밝혀냄으로써 이러한 감정과 기억들이 우리를 덜 통제하게 만든다.

단기 준비과정

장기적 작업은 평생의 작업이지만 지금부터 제시되는 제안은 보다 사이키델릭 약물에 특화된 것이다. 이 준비과정은 사이키델릭 물질 중 하나를 가지고 트립을 떠나기로 한 결정에 따른다. 이 준비과정은 트립을 시작하기 전 길게는 약 2-4주까지도 걸릴 수 있으며 사이키델릭 약물을 복용하고 트립이 시작된 후에만 종료된다.

이 교육의 중요성은 아무리 강조해도 지나치지 않다. 사실, 이것이 이 핸드북에서 가장 중요한 요점이기도 하다! 어떤 사람들은 이 권장사항에 반대하면서 사이키델릭 경험에 대한 공부는 일어나는 일에 너무 많은 영향을 준다고 말한다. 하지만 이것은 불합리한 생각이다. 당연히 준비하지 않는 것보다 준비하는 것이 좋다. 준비는 당신이 트립 중 놀라게 되는 위험을 줄이고, 트립을 하는 동안 당신이 인지하는 것을 돕고, 약물효과를 끌어올리게 되며 당신이 이득을 보는 방향으로 이끈다.

사람마다 경험은 다르지만 거의 모든 사람이 5-methoxy-DMT 부터 ibogaine에 이르기까지 대체적으로 유사한 경험을 한다. 스스로를 교육함으로써 트립으로 우리가 가고 있는 곳, 즉 "지리", "기후", 심지어 "주민"과 그들의 관습 및 의사소통 형식에 대한 일반적 감각을 얻게 된다. 우리는 무엇을 기대해야 할지 모른 채 그런 이국적인 풍경에 들어가기를 원치 않는다. 예를 들어, 고용량의 DMT가 몸에 대한 인식을 잃게 하더라도 그것이 죽은 것은 아니라고 알아야 한다. 이러한 예측을 가지고 있다면 이러한 "육신의 상실"이 일어날 때 느끼게 될 두려움이 완화된다. 완전한 사이키델릭 경험은 종종 지금까지 맞닥뜨린 그 무엇과도 다르기 때문에 그것을 준비해야 할 의무가 있다.

이 매력적인 약물에 대한 책과 미디어는 최근 널리 퍼져 있으며 학술 및 대중 자료뿐만 아니라 개인의 경험담을 모두 포함한다. 트립을 경험한 다른 이들을 찾고, 그들과 대화하고, 온라인 토론 단체에 참여해보라. 이 모든 것이 트립을 준비하고, 도중에 무엇을 기대해야 하는지 더 잘 알고, 트립을 성공적으로 인도하고, 일상 생활과 트립을 통합하는 데 도움이 될 것이다.

또한, 사이키델릭과 같은 특징을 가지는 다른 의식 변화상태에 대한 방대한 문헌이 있다. 여기에는 임사체험, 유체이탈, 명상, 기도, 외계인 납치가 포함된다. 이러한 사이키델릭 상태-다른 사람들이 어떻게 해석하고 작업했는지-에 대한 친숙함은 트립동안 일어나는 일에 접근하고 이해하고 적용하는 데 도움이 된다.

당신이 만약 정신치료 중이거나 영적 스승이 있는 경우라면 사이키델릭 트립을 하기로 한 결정에 대해 알리기 바란다. 그들이 이를 허락하지 않거나 실망하더라도 놀라지 말라. 이러한 반응은 치료자 또는 영적 스승이 사이키델릭에 대해 모르거나 이에 대해 불쾌한 경험을 했거나 약물이 권장되지 않는 이유에 대해 생각해봤기 때문에 발생한다. 어떤 경우이든 그들은 당신의 결정을 존중하고, 호기심과 공감을 가지고 접근하고, 당신과 공개적으로 논의해야 한다. 만일 당신이 결정에 대한 끊임없는 반대에 마주친다면 트립을 포기하거나 다른 스승이나 치료자를 찾거나 홀로 경험을 해볼 수 있다. 마지막 옵션은 계획을 밝히지 않는 것이지만, 이는 권장되지 않는다.

건강

여러분이 기억할 점은 사이키델릭은 화학물질이라는 것이다. 그것들은 신체, 특히 뇌에서의 화학적 조성을 변화시킨다. 트립을 단순하고 안전하게 유지하기 위해서 전반적인 건강을 최적화하는데 각별한 주의를 기울여야 한다. 또한, 이미 복용중인 약물이 있거나 변경 가능성이 있다면 이를 처방한 전문가와 상의한다. 건강이 좋지 않다면 아주 적은 양으로 시작한다.

정신과 약물은 효과를 줄이거나 증가시키거나 아니면 바꾸는 등 예측할 수 없는 방식으로 사이키델릭 약물과 상호작용할 수 있다. 정신과 약물복용을 성공적으로 중단할 수 있다면 한두 달 정도 기다려서 약물 없이 잘 지내는지 확인함이 가장 좋다. 이는 일반담배, 전자담배, 알코올, caffeine, 대마초 또는 cocaine을 포함한 물질의 사용에도 마찬가지이다.

약을 먹어야 하는 의학적 상태도 신경써야 한다. 예를 들어, 트립 중에 고혈압이 악화될 수도 있으며 혈압약이 사이키델릭과 맞지 않을 수 있다. 비만, 고혈압 또는 당뇨병과 같은 의학적 상태가 있을 때 약물대신 생활방식의 교정으로 질병을 잘 조절하게 된다면 더 안전하게 트립을 시작할 수 있다.

용량의 결정

어느 정도의 사이키델릭을 복용해야 하는 지는 set과 setting에 따라 다르다. 여기에는 당신의 정신적, 영적, 신체적 상태를 포함한다. 또한, 왜 트립을 하며 어떠한 상황에서 트립을 하게 되었는지도 중요하다. 언급한 의학적, 생물학적 요인 외에도 사이키델릭에 대한 이전 경험도 중요한 역할을 한다. 트립을 많이 할수록 긍정적인 영향과 부정적인 영향을 모두 관리하는 데 더 능숙해진다. 고용량으로 복용한다면 약물경험의 결과를 예측하는 것이 어렵다는 점을 알아야 한다.

명확한 의도

"사이키델릭을 복용하고자 하는 이유는 무엇인가?" "트립에서 얻고 싶은 것은 무엇인가?" "피하고 싶은 것은 무엇인가?" 이러한 질문에 어떻게 대답하느냐는 우리가 복용하는 용량뿐만 아니라 어디로, 누구와 함께 여행하는지 결정하는 데 매우 중요하다. 대부분의 사람들이 사이키델릭 트립을 할 때 추구하는 몇 가지 범주의 경험이 있다.

새롭고 독특하며 흥미로운 경험: 당신은 호기심이 많고 새로운 무언가를 찾고 있는가? 당신은 시공간을 여행하고, 실제보다 더 실제처럼 느껴지는 대체 현실을 만나고, 심지어 그곳에 있는 주민들을 만나기를 간절히 원하는가? 이러한 타입의 트립에는 고용량의 약물이 필요하다.

문제해결: 당신은 혹시 해결하고 싶은 문제가 있지만 정상적인 의식상태에서는 성공하지 못했는가? 우리는 사이키델릭을 사용함으로써 창의적, 전문적, 심리적 및/또는 대인관계의 장애물을 다루는 방법에 대한 새로운 통찰력을 얻고자 할 수 있다. 문제해결과 관련된 정신적 기능은 시간과 공간을 여행하는 동안 사용하는 기능과 다르다. 이런 종류의 작업을 하려면 우리의 사고과정이 새로운 힘과 관점을 갖게 되더라도 생각하고 판단할 수 있는 능력을 유지해야 한다. 또한, 트립 동안 깨달은 해결책을 기억하고자 한다. 따라서, 저용량에서 중간 용량은 감각, 심리적, 창의적 사슬을 느슨하게 하지만 여전히 우리가 사고하고 생각할 수 있게 한다.

영적인 성장: 이 경우 우리가 추구하는 경험의 특성에 따라 전체적인 복용량의 범위를 고려해야 한다. 예를 들어, 저용량은 영적 문구를 이해하는 데 도움이 된다. 중간 용량은 기도나 명상을 향상시킨다. 고용량은 잠재적으로 우리를 가장 고귀한 영역으로 이끌 수 있다. 여기서 우리는 신비-통합 상태에 대해 자주 언급하지만 이것이 경험할 수 있는 유일한 유형의 종교적 경험은

아니다. 사이키델릭은 적어도 이전에 논의한 상호작용-관계 유형에 유용할 수 있다.

탐욕, 증오, 그리고 망상: 모든 사람이 이상적 목적을 위해 사이키델릭을 사용하는 것은 아니다. 불교의 이 세 가지 "큰 독(poison)"- 우리 자신과 타인의 고통을 낳게 되는 믿음과 그 결과로 나타나는 행동 - 또한 사이키델릭을 사용하고자 하는 동기를 부여한다. 당신에게 이보다 더 어두운 의도가 있는가? 당신이 상처주거나 학대하거나 돈을 받아낼 사람이나 집단이 있는가? 이 어두운 동기가 혹시 우리 자신을 겨냥하고 있는가? 즉, 자기연민을 높이고 부정적 자아상을 확인하기 위해 학대적인 과거 또는 현재 관계를 다시 떠올리는 것인가? 예를 들어, 당신은 현재 학대당하고 있고 약물을 사용하려는 당신의 의도는 폭력적인 파트너와 공감하고 그 사람을 "이해"하려는 것인가? 여기서 더 건전한 동기는 나쁜 파트너와 가까워지기 보다는 떠나기로 결심하는 것이다.

사이키델릭을 복용하는 데에는 여러 이유가 있다. 모든 이유가 의식적인 것은 아니며 일부는 서로 충돌한다. 이것은 모든 경험이 우리 계획과 상당히 다를 수 있음을 의미한다. 간절히 기대했던 신비로운 경험이 아닌 나의 경력 문제를 다루는 경험이 될 수 있다. 내부/외부 공간을 경험하기를 바랬던 트립은 반대로 매우 현실적이기도 하며 혹은 건강관련 문제에 대한 해답을 제공하기도 한다. 그리고 물론 우리가 바랬던 즐거운 트립이 오히려 고통스럽고 힘들 수 있다.

막바지 계획

트립을 시작하기 전에 가능한 많은 미해결 문제들을 처리하길 바란다. 가까운 사람들에게 당신의 결정에 대해 알리고 그들의 조언과 지원을 구하라.

또한, 가능한 한 당신과 갈등하는 사람 사이의 문제를 해결한다. 또한, 원치 않았던 서류작업을 잊지 말라. 유언의 갱신은 조금 소름끼치는 일일 수도 있지만, 이는 트립 중에 몸이 무감각해지고 혹시 내가 죽은 건 아닌지 의문이 들 때 불안을 줄여준다.

그리고 세션 중에 지켜야 할 기본 규칙을 인쇄하고 따르도록 한다. 약물을 복용한 상태에서는 이를 기억하기 어려우므로 예를 들어 "원래 계획보다 높은 용량이나 추가 약물을 섭취하지 말라.", "내일까지 운전하지 말라.", "충분한 물을 마시라."와 같은 규칙을 인쇄해 두길 바란다. 만약 트립 중 공황상태에 빠지기 시작했다면, 당신이 사이키델릭을 투여하는 사실을 아는 사람의 이름과 전화번호를 갖고 있어야 한다.

또한 트립 중 휴대폰을 켜 놓을지 여부를 결정한다. 특히 고용량에서는 가능한 방해를 최소화해야 하지만, 저용량에서는 당신이 휴대폰으로 다른 사람들과 상호작용하는 것을 원할 수 있다.

Setting

이 섹션에서는 개인트립을 다룬다. 이 장의 뒷 부분에서 단체트립을 다루도록 하겠다.

실내 혹은 실외

실외에서의 트립: 사이키델릭은 자연의 감상을 크게 향상시킬 수 있다. 예를 들어, 처음으로 자신의 위치를 포함하여 모든 자연세계의 상호 연결성을 보게 된다. 우리는 황홀하게 땅에 녹아 들거나 장엄하게 큰 나무와 합쳐질 수 있다. 그러나 실외에서는 실내보다 예측하기 어려운 상황들이 벌어진다. 예를 들어 갑작스러운 날씨변화, 곤충, 반갑지 않은 사람이나 동물, 시설 부족 등은

모두 잠재적 방해요인이다. 따라서 약물을 사용하지 않은 동반자와 함께 실외 트립을 하는 것이 좋다. 그 사람은 돌발상황을 처리하는 데 도움된다. 이러한 동반자가 없다면, 실외에서 고용량 사용은 권하지 않는다.

실외 도시환경에서의 트립은 인간본성에 대한 더 깊은 이해뿐만 아니라 새롭고 흥미로운 많은 미적 경험을 제공한다. LSD나 매직버섯을 복용하고 뉴욕시의 타임스퀘어를 관광하거나, MDMA를 복용하고 거대한 쇼핑몰을 거니는 것을 상상해 보라. 저용량 또는 중간 용량을 사용하면 이러한 환경에서 발생할 수 있는 대부분의 상황에 적절하게 대응할 수 있다. 그래도 예상치 못한 불쾌하거나 무서운 난관에 대처할 수 있도록 약물을 사용하지 않은 동반자와 함께한다.

실내에서의 트립: 실내는 준비 및 제어가 더 쉽고 실외보다 더 안전하고 예측가능하다. "실내"란 집, 치료자의 사무실 또는 임상 연구실을 의미한다. 예배당이나 피정소(retreat center) 와 같은 더 큰 실내 장소, 특히 대규모 실내 경기장은 setting 측면에서 도시 환경에 가깝다.

실내 환경은 사이키델릭을 단순히 체험을 하기보다 무언가를 하기 위할 때에도 편리하다. 실내에서는 저용량에서 중간 용량 사용으로 쓰기, 예술 창작, 춤 또는 노래 부르기, 컴퓨터 작업이 용이하다.

물론 자연의 아름다움도 장관일 수 있지만, 실내 공간을 마찬가지로 아름답게 만들 수 있다. 트립 환경을 정성스럽게 준비하기 바란다. 약물의 영향을 받는 동안 생각, 감정 및 감각을 보다 강렬하고 의미 있게 경험하게 되므로 실내 환경이 당신의 목표와 어긋나는지 확인한다. 예를 들어, 죽은 식물에 대해 생각하면 죽음과 죽어가는 것에 대한 가치 있는 성찰로 이어질 수 있지만, 대부분은 오히려 아름답고 싱싱한 식물을 보고 싶어한다.

특히 고용량을 복용하고 다른 장소로 쉽게 이동할 수 없는 경우라면, 실내 공간을 깨끗하고 공기가 잘 통하며 조용하게 만든다. 이것은 외부 세계와 완전히 분리되려는 의도로 매우 고용량으로 복용할 때 더 중요하다. 하지만 사람마다 다를 수 있으며 어떤 사람에게는 잘 정리되지 않은 환경이 익숙하거나 더 편할 수 있다.

실내와 실외 모두 장단점이 있다. 가장 이상적인 것은 둘의 조합이다. 즉, 자연의 아름다움에 쉽게 접근할 수 있는, 예를 들어 문 하나만 건너면 밖으로 나갈 수 있는 편안한 실내 공간이 가장 이상적이다.

음악

이어버드를 통해 음악을 듣는 것은 아주 쉽고 편리하다. 머지않아 증강현실 헤드셋도 일반화될 것이다. 과연 이러한 장치를 사용하여 사이키델릭 경험을 보완해야 할까? 다시금 우리는 set, setting 및 복용량을 고려해야 한다. 예측이 어려운 환경일수록 트립 중 너무 많은 자극을 처리하지 않는 것이 더 좋다. 만일 고용량 트립을 하면서 테크놀로지에 스며들고 싶다면, 돌발상황이 적은 실내를 택한다.

음악으로 감정적 반응이 높아지기 때문에 음악은 사이키델릭 경험에서 중요한 역할을 한다. 고요함 또한 음악과는 다른 방식으로 사이키델릭 경험을 강화하고 변화시킬 수 있기 때문에 어떤 세션에도 적용할 가치가 있다. 가사가 없는 음악 또는 모르는 언어의 가사 음악은 평소 사용하는 언어의 가사 음악보다 더 폭넓은 감정을 일으킬 수 있다.

영적인 음악-동양, 서양[3] 또는 인디언 음악도 강력한 영향을 미칠 수 있지만 이러한 음악들은 해당 전통에 대한 특정한 정보를 전달한다는 점을 기억하기 바란다. 모든 음악은 문화와 그것을 결정하는 신념의 산물이다. 종교음악의 경우 이러한 주제가 의도적으로 음악에 포함되어 있어 더 분명하다. 예

3) "서양 국가"가 아니라 "서양 세계"이다.

를 들어 동양의 영적 음악은 유대교나 기독교 음악과는 매우 다른 세계관에서 비롯된다. 그리고 서로 다른 유대교 음악과 기독교 음악은 각 종교의 신념과 일치하는 감정을 일으킨다.

세션을 시작하기 전에 기분에 따라 당신의 재생목록을 선택한다. 사이키델릭 경험을 위해 특별히 만들어진 온라인 재생목록도 있다. 어떠한 경우이든 듣고 있는 내용을 변경할 수 있다. 개인 및 단체 세션 모두에서 "거부권 1표" 규칙이 적용된다. 만약 음악을 좋아하지 않는 사람이 있다면 그 사람의 취향을 존중해 준다. 혼자서 하는 트립의 경우, 그 사람은 바로 당신이다!

안대

안대(눈가리개)는 트립 중에 내면으로 초점을 유지하는 데 도움된다. 안대의 사용은 DMT, 5-methoxy-DMT, salvinorin A, 주사 또는 코로 흡입하는 ketamine과 같은 단기성 화합물에 권장한다. 그렇지 않으면 아무리 외부 환경이 조용하고 고요하더라도 방해받을 수 있다. 더 긴 트립에서 특히 고용량이라면, 안대사용은 경험을 더 깊게 한다.

시각 자료

Leo Zeff는 LSD 세션 동안 피험자가 가져온 가족 사진을 리뷰했다. 그가 "사진 트립"이라고 한 것이다. 이러한 이미지는 정신치료 또는 영적인 면에 지향된 세션에서 특히 유용한 감정과 기억 및 연관성을 불러일으킨다. 그는 또한 하루 중 어느 시점에서 거울을 보라고 요청했다. 이것은 마찬가지로 변화된 의식상태에서 처리될 풍부한 재료를 활성화한다.

미술도구(art matrials)들은 트립 중 하강(calming-down) 단계에서 특히 유용하며, 미술도구들을 통해 물리적 세계와의 접촉을 보다 창의적으로 다시 설정할 수 있다.

건강

단기성 약물을 사용하는 경우 금식을 권장한다. 힘들다면 소량의 물을 섭취하고, 커피 애호가라면 커피를 1-2시간 전에 마신다. 지속성 약물의 경우엔 사전에 가벼운 식사를 하는 것이 하루가 끝날 무렵 배고픔을 피하는 데 도움이 된다. 흥미롭게도 UDV ayahuasca 교회는 구토가 발생하더라도 공복 상태가 되지 않도록 세션 전에 식사를 권장한다. 특히 MDMA와 같은 자극성 물질이나 LSD 및 ibogaine 과 같은 지속성 물질을 사용하여 트립을 한다면 액체류 섭취가 좋다. 약물 효과가 대부분 사라지고 난 뒤에 배가 고프더라도 과식을 하지 않는다.

트립 중 또는 트립 직후 알코올, cocaine, amphetamine, 마리화나, 담배 또는 caffeine과 같은 다른 정신신경계 물질은 주의한다. 익숙한 마리화나 사용자는 마리화나를 잘 사용하면 사이키델릭 경험을 하는 동안 불안이나 기타 일시적인 어려움에 도움되며, 마리화나는 다음 단계를 수행하기 위한 촉매 역할을 할 수도 있다. 그러나 일반적으로 약물의 혼합은 좋은 생각이 아니다. 이미 바뀐 의식에 다른 약물의 효과를 추가하여 사이키델릭 상태를 오염시키기 때문이다. 약물의 병용은 의학적으로도 위험하며 체온, 혈압 또는 심박수를 위험한 수준으로 높이거나 불안정하게 한다.

타인과 함께 하는 트립

단체환경에서는 이제 다른 인격들, 즉 여러 set 들과 함께 하게 된다. 모두가 함께 트립을 하지 않더라도 여기에 포함된다.

단체투약의 방법 중 하나는 약물효과가 사라지기 시작할 때까지 각자 단독으로 경험하는 것이다. 이때는 모두 바닥에 누워 헤드폰/이어폰과 눈가리개를 착용한다. 세션이 종료되면 서로 원하는 부분에서 경험을 나눈다.

그러나 일반적으로 사람들은 약물영향이 지속되는 상태에서 경험을 공유하려고 함께 트립을 한다. 교회, 스포츠 행사 또는 콘서트와 같은 목표지향적인 단체 활동에서 함께할 때 증가되는 에너지와 집중력과 마찬가지로, 사이키델릭 세션에서 서로의 힘을 합치면 혼자 트립할 때는 못했던 방식으로 경험을 강화하고 인도한다.

단체체험은 미적 및 쾌락지향적, 문제해결, 영적 및 심리적 목적을 포함하여 모든 유형의 트립에서 논의될 수 있다. 사이키델릭 효과는 단체가 음악연주, 노래, 기도 또는 명상, 개인적 혹은 전문적 문제해결과 같은 활동을 경험하는 방식을 증폭하고 수정하게 된다. 따라서 단체체험을 준비할 때는 사전에 단체체험의 목적을 명확하게 한다. "왜 우리는 여기에서 모두 함께 트립을 하려고 하는가?"와 같은 질문이 약물효과가 시작될 때 나와서는 안된다.

단체 setting에는 추가적인 세부사항들이 있다. 내가 도움이 필요한 상태라고 어떻게 남들에게 알릴 수 있나? 어떤 종류의 지원을 할 수 있나? Setting의 문제를 어떻게 해결하는가? 예를 들어 음악, 냄새,[4] 조명 및 실내 온도 등이 포함된다. 만일 모두가 트립을 하게 된다면, 이를 우리가 어떻게 알 수 있을까? 그렇다면 모든 사람이 동일한 약물과 용량을 사용해야 하는가?

성적 및/또는 공격적 행동(언어적, 감정적 또는 신체적)을 삼가한다고 모두 동의해야 한다. 트립 중엔 언제 중요한 선을 넘었는지 쉽게 알 수 없기 때문에 숙련된 감독이 매우 중요하다. 트립 중엔 "아니오"는 항상 "아니오"를 의미하며, "예"는 "아니오"로 변할 수 있음을 기억하길 바란다. 하지만 약물경험 중에 "아니오"는 "예"가 될 수 없다.

세션 밖에서 남에게 호의를 요구하거나 이런 요청을 수락하지 않는다. 추울 때 담요를 요구하거나 목이 마르면 물 한 잔 정도를 요구할 수는 있지만, 대

4) 나는 집단 setting에서는 강한 향수를 권하지 않는다.

출이나 선물을 요구하거나 서로 관계를 약속하는 것은 다른 문제이다. 모든 사람이 약물효과에서 벗어난 후에, 빠르면 그 다음날 그런 일에 대해 논의한다.

합의했던 기준이 될 때까지 단체체험 장소에 머무른다. 예를 들어, 약물효과가 대부분 사라지는 특정시점을 정한다. 그 중 자동차 운전은 특히 중요한 문제이다. 체험현장에서 자고 다음날 차를 몰고 가겠는가, 아니면 여전히 약물효과를 느끼고 있다면 약물을 사용하지 않은 타인이 데려다 줄 것인가? 당신의 안전을 보장하기 위한 모든 조치를 꼭 해야 한다.

특히 고용량을 복용한 후 그 약물효과가 가라앉으면서 이를 함께 공유하는 것은 단체 setting의 가장 큰 이점 중 하나이다. 그것은 우리가 정상의식으로 다시 들어가고, 경험을 해석하고, 가장 중요한 통합과정을 시작할 수 있는 방법을 제공한다.

커플

사이키델릭-보조 커플치료 또는 결혼치료는 "단체" 경험이지만 사실상 두명이다. MDMA는 강력한 정서적 및 대인관계 효과 때문에 이 목적의 치료에 특히 유용하다. 하지만 저용량에서 중간 용량의 지속성약물 예를 들어 ketamine은 이 상황에서 잠재적 유용성을 가진다. 사이키델릭은 우리가 더 공감하고, 감정적 경계를 낮추고, 더 직접적으로 의사소통하는 데 도움된다. 조력자(일반적으로 정신치료 훈련을 받은 사람)가 있든 없든 그 형식은 방금 논의한 단체지침(혼자 있는 시간, 관계문제를 함께 다루는 시간)을 따른다. 여기에서 성적으로 참여하기로 한 결정은 더 미묘하고 복잡하다. 일반적 권장사항은 하루가 지날 때 까지는 성적 행동을 하지 않는 것이다. 세션의 주요 초점은 정서적이고 심리적이며 의사소통 개선을 지향해야 하기 때문이다. 반면에 부부의 의도가 주로 미적, 재미, 쾌락 지향적이라면 약물영향을 받는 성관계는 특히 새롭고 만족스러울 수 있다.

돌보미

홀로 혹은 단체로 트립할 때 다른 사람의 감독이나 리더십을 활용할 수도 있다. 이것이 바로 "돌보미(sitter)"이다. 이들은 아이 돌보미(베이비시터)와 동일한 기능을 한다. 즉, 우리의 필요를 공감하면서 동시에 부드럽지만 확고하게 행동을 제한한다. 그들은 또한 물, 담요, 편안한 손길을 제공하고 우리가 어지럽힌 것을 치우는 등 신체적 필요를 해결해 준다. "앉기(돌봄-sitting의 영어의 중의적 표현)"는 또한 앉아있는 명상을 의미하는데, 여기서 돌보미는 주의깊게 환경에서 무슨 일이 일어나고 있는지, 그리고 개입이 필요한 상황에서는 어떻게 할지 인식한다.

단기성 약물의 경우 돌보미들을 통해 미세하게 조정된 능동-수동 균형이 특히 유용하다. 그러한 짧고 강렬한 경험을 할 때, 약물이 이끄는 곳을 방해 없이 어디든 자유롭게 트립할 수 있으며 동시에 지원받는다는 느낌이 필요하다. 지속성 화합물을 고용량으로 사용하는 경우, 혼자 트립을 하든 단체환경에서 하든 돌보미는 중요하다. 혼란이 나에게 또는 단체에 나타날 수 있는데 이때 신뢰성 있는 돌보미가 필요한 것을 제공한다.

약물세션의 감독자들이 수동적이기보다 좀 더 능동적인 setting이 있다. 예를 들어, 무속적 setting에서는 그 행동의 호스트(예, 샤먼)가 그렇게 한다: 기악과 성악(음악), 손을 얹고, 다양한 액체를 바르고, 신체 일부에 연기를 내뿜는 것과 같은 신체적 개입 등이다.

돌보미의 set

누구와 트립을 하느냐도 중요하지만, 누가 사이키델릭 경험을 감독하는가도 무척 중요하다. 이때 당신은 할일이 있다. 예비 돌보미 및 돌보미와 함께 일하는 사람들 모두에게 질문을 한다. 그들이 훈련한 것은 무엇인가? 심리적,

영적 또는 다른 것을 훈련했는가? 일반적으로 돌보미가 사이키델릭 물질을 직접 제공하므로 그 출처를 확인한다. 또한, 그들의 동기에 대해 물어본다. 이타주의, 명예, 돈, 영향력 등 무엇인가? 중요한 질문에 답변을 거부하는 돌보미를 조심해야 한다. 그들은 스스로가 "뛰어난" 지식과 경험을 가지고 있다면서 우리가 하는 적절한 질문을 무시하기도 한다. 슬픈 사실이지만, 성적 및 재정적 학대가 어떤 돌보미들에게는 동기일 수 있다. 그들의 말을 액면 그대로 받아들이지 않는다. 돌보미에 대한 추가정보를 온라인으로 검색해 본다. 그 결과, 어쩌면 다른 사람을 알아봐야 할지도 모른다.

많은 사람들이 영적 효과를 위해 사이키델릭 경험을 찾는다. 따라서 돌보미의 종교적 또는 영적 성향도 고려한다. 그들의 종교적 신념이 당신 것과 어떻게 맞물리는가? 이는 지나치게 신중해 보일 수도 있지만 돌보미가 세션을 감독하는 방법과 상당히 관련있다. 돌보미가 특정 유형의 경험이 다른 유형보다(당신이 기대하는) 우월하다고 믿는다면, 트립 중 그들의 제안이나 개입은 당신이 원하지 않았던 방향으로 인도할 것이다. 이런 경우 당신은 무례하거나 조종당하거나 오히려 개종당했다고 느끼게 된다.

예정된 돌보미가 기혼이거나 또는 누군가의 부모인가? 삶의 경험이 부족한 사람이 당신의 세션을 감독하기를 원하는가? 사이키델릭에 관한 그들의 개인적 이력은 무엇인가? 그들은 당신과 동시에 트립을 할 것인가? 비슷한 의식상태에 있는 것이 도움이 되기도 하지만, 대부분 돌보미는 돌봄의 대상보다 소량을 복용한다. 그리고 단체가 크면 모든 돌보미가 트립하는 것은 바람직하지 않다.

트립

아무리 잘 준비를 했어도, 트립 동안 발생할 수 있는 모든 것에 대비해야 한다. 특히 고용량을 복용할 때 더욱 그렇다. 우리 정신세계의 대부분은 습관적이고 무의식적이기 때문에 트립 중에 일어나는 일에 놀랄 수 있다. 또한, 사이키델릭 경험은 한 세션 내에서도 놀라울 정도로 다양하다. 한 번의 경험 동안에도 다양한 상태에 들어가기도 하고 또 나올 수도 있다. 그리고 동일 용량의 동일 약물이라도 세션마다 효과가 다르게 나타나기도 한다.

바라건대, 장기 및 단기 준비를 통해서 우리는 다가올 트립을 건강하고 긍정적이며 명료하게 맞이할 수 있다. 우리가 원하는 것을 알고 그에 따른 결과로 향하도록 조정하고 맞춘다. 동시에 부정적 경험으로 이어질 모든 가능성을 최소화하려고 노력한다.

단기성 약물의 경우, 우선 편안하게 앉거나 눕는다. 만약 앉는다면 몸에 대한 의식을 잃었을 때 누울 공간이 있는지 확인한다. 지속성 약물의 경우에는 무언가 일어난다는 첫 징후를 느낄 때까지 독서, 집안일, 음악듣기와 같은 가벼운 일상생활을 잠시 할 수 있다. 그런 다음 앉거나 누워서 효과의 진행을 관찰한다. 소량의 약물을 복용하고 활동상태를 유지하기 원한다 해도, 당신의 움직임과 의사결정에 대해서 각별히 주의한다.

막혔다가 다시 나아가기

사이키델릭 경험 중 자신만의 길을 가는데에 있어서 그냥 놔두는 것(letting go)의 중요성을 인식해야 한다. 이렇게 한다면 지속성 약물뿐만 아니라 특히 단기성 약물을 사용할 때 사이키델릭 효과의 초기 쇄도를 안전하게 넘어갈 수 있다. 또한, 세션 중 언제든지 경험의 흐름에 저항하거나 붙잡거나 싸우고 있는 자신을 발견한다면 놔주는 것이 도움이 된다. 어려운 상황에서 버티는 것은 우리의 불편함을 악화시킬 뿐이다.

사이키델릭 사용 중 중요한 단계는 단기성 tryptamine, salvinorin A 및 ketamine으로 발생하는 신체인식의 상실이다. 이 현상은 효과시작 즈음에 일시적인 불안을 유발한다: 내부 압력의 "돌진"과 급속한 가속이 느껴지는데, 마치 의식이 몸 밖으로 뛰쳐나온다고 느껴진다.[5] 그것을 놔둘 수 있게 되면, 몸과 마음이 분리하는 현상에 대한 저항을 쉽게 포기할 수 있다.

그렇다면, 우리는 어떻게 놔둘 수 있을까?

특히 호흡과 함께 하는 것이 좋다. 호흡은 약물경험의 힘든 단계에서 평정을 되찾는 유용한 방법이다. 느리고 리드미컬하며 깊고 의식적인 호흡은 불안과 관련된 숨가쁨을 상쇄하고, 호흡이 정상인 경우에도 신경계에 전반적인 진정효과를 제공한다. 세션 전에 이 방법에 익숙해지면 필요할 때에 쉽게 다룰 수 있다. 명상에서 호흡을 사용하는데, 들숨과 날숨을 세거나 단순히 코로 들어오고 나가는 것에 주의를 기울인다.

몸에 주의를 기울이면 사이키델릭 효과가 압도적일 때 안정을 찾는 데 도움된다. 긴장된 근육이나 복부와 같은 신체 부위를 이완해 본다. 부드러운 요가자세는 신체적 불편함을 다루는 데 유용하다. 숨을 쉬면서 해당 부위에 주의를 기울여 "마사지"해 본다.

도움을 요청하기

스스로를 놔둘 수(let go) 없다면, 도움을 요청한다. 이는 당신과 타인들의 자원을 모두 포함한다.

혼자라면 큰 소리로 이야기하고, 말할 때 생각이 어떻게 들리는지 들어보고, 생각을 이해할 수 있는지, 의미를 더 깊이 파고들 수 있는지 또는 생각이 어디로 이어질 수 있는지 확인한다. 혼란스러운 생각을 적어보고 없앤 후 어떻게 보이는지 확인할 수도 있다. 차, 물 또는 과일 주스를 마신다. 담요로 몸

5) 죽음이 "확실"하게 느껴진다면, DMT 사용자들에게 적용한 방식이 도움된다. 나는 두 가지 방법 중 하나를 제안했다. 첫째는 "세상에, 나는 죽어가고 있어. 여기서 벗어나야 해!" 또는 "나는 이미 죽은 것 같아요. 흥미롭네요. 이제 어쩔 수 없지."

을 감싼다. 음악을 바꾼다. 창문이나 블라인드를 열거나 닫는다. 저항하지 않고 감정을 느낀다. 울고 싶으면 운다. 웃고 싶으면 웃는다. 메스꺼우면 구토를 참지 않는다.

내면의 교사, 멘토, 영적 안내자, 천사 또는 신에게 도움을 청한다. 후자의 경우는 대개 기도를 의미하며 미리 암기해 두면 꽤 효과적이다. 명상이나 기도의 일부가 되기도 한다. 이때 특히 다양한 신이나 안내자의 눈으로 볼 수도 있으며, 노래를 부르기도 한다.

준비를 잘했다면 동반자들도 당신을 도울 준비가 되어 있다. 새로운 통찰력이나 장애물, 깨달음 또는 질문을 공유하되 감정을 말로 대체하지 않도록 주의한다. 좋은 돌보미는 그런 구별을 하는 데 도움된다. 돌보미나 친구에게 손을 잡아달라고 요청하는 등 비성적인(nonsexual) 신체접촉을 부탁한다. 마사지는 사이키델릭 트립 중에 매우 도움이 될 수 있지만 성적 경계선은 분명히 한다. 세션 전에 신체접촉에 대해 어떻게 생각하는지 돌보미와 상의한다.

장기간 통제된 과호흡, 즉 "홀로트로픽 호흡 작업(holotropic breath work)"은 감정적 또는 신체적 장애물을 밀어내는 데 유용하지만, 이 기법에 익숙하지 않다면 누군가가 감독하는 것이 좋다. 또 다른 기법은 돌보미를 실제 신체적으로 밀면서 신체적 긴장을 높이고나서 어떤 시점에 풀어버리는 것이다. 극복되지 않는 장애물을 밀어내는데 도움된다. 그러나 실제로 적용하려면 연습이 필요하다. 돌보미는 무엇을 하고 있는지 알아야 한다.

존재

DMT, ketamine 및 salvinorin A 와 같은 약물이나 또는 고용량 약물을 사용하는 경우에는 어떠한 "존재(beings)"와의 만남으로 이어지기도 한다. 이러한 "실체(entities)"는 아무리 기대하거나 만나기를 바랬더라도 막상 목격하게 되면 거의 항상 놀라게 된다. 그들은 "살아 있고" 활동적이며 지능과 의지를 가지고 있고 심지어 우리를 만나기 "기대"하고 있을지도 모른다. 그들은 우리와 효과적으로 의사소통하기도 하고, 우리 존재를 인식하면서도 단순히 우리를 무시할 수 있다.

4장에서 존재의 본질에 대해 내가 이해하는 바를 기술했다. 내 결론은 일반적이고 "사이키델릭"의 정의에 의거한다. 즉, 사이키델릭 물질은 이전에 볼 수 없었던 것을 드러내거나 밝혀내는 것이다. 나는 존재의 객관적 현실에 대해 어느 한쪽으로 치우치지 않는다. 존재들은 사이키델릭 경험에서 "상상"의 내용인데, 우리가 "이성"이자 "지적 능력"을 이용하여 해독할 정보이다. 그렇다면, 그 존재들과 어떻게 관계를 맺을 수 있을까?

그들을 만난다면 낯선 곳에서 낯선 이들을 만났을 때처럼 평가해야 한다. 우리는 그들의 문화, 언어, 의도를 알지 못한다. 그러나 그들이 친절한지 공격적인지, 장난스러운지 진지한지, 혹은 지금은 불분명하더라도 어떠한 감각을 느낄 수는 있다.

그 존재들과의 상호작용에서 어느 정도 안정성을 확립하고 그들의 온화한 성격을 확인한 후에는, 정보, 사랑 또는 치유를 위해 그들과 상호작용할 수 있다. 그러나 트립은 항상 변화하고, 처음에 안전해 보이던 존재들이 나중에는 불쾌하고 공격적으로 변할 수 있으며, 악의적으로 보이던 존재들이 덜 위협적으로 바뀔 수 있다는 점을 염두에 둔다.

가시와 송곳니와 같은 위협적인 모습의 존재들과 상호작용하는 데에는 주의해야 한다. 그들이 "말하는" 것을 듣겠지만, 회의적으로 생각해야 한다. 그들이 우리의 두려움을 이해하는 것처럼 보인다면, 궁극적으로는 트립에 도움될 수 있다. 우리에게 강요하거나 억지로 무언가를 시킨다면 그런 존재는 받아들이지 않는다. 우리가 거부할 때 화내는 존재들도 마찬가지이다. 그리고 무엇보다, 타인을 조작하거나 해치기 위해 그 존재와 공모해서는 안 된다.

나쁜 트립

거의 모든 사이키델릭 경험에서 일시적인 어려움이 발생하는 것은 일반적인 현상이다. 이러한 문제들은 스스로 빨리 지나가거나 이미 말했던 중재 방법 중 하나로 해결한다. 정신적 신체적으로 건강하고 잘 준비된 환경에서 적절한 양을 복용하는 사람들은 거의 모든 사이키델릭 경험에서 잘 견뎌내며, 자신이 경험한 바에 대해 기분 좋게 느낄 수 있다.

그러나 보다 강렬하거나 장기적인 부작용이 있다면 적극적인 대처가 필요하다. 덜 침습적인 것부터 더 침습적인 것까지 차례로 시행한다.

신뢰하는 사람이 "말로 진정시키기(talking down)"가 첫 단계이다. 이는 지지적이고 공감적인 듣기, 질문, 설명으로 이루어진다. 그들은 당신의 경험이 일시적이라는 점을 강조할 것이다. 또한, 감각적 및/또는 대인 간의 자극을 줄이는 것이 필수적이다. 손을 잡거나 부드러운 마사지와 같은 비성적인 물리적 접촉은 위기상황의 강도를 줄여준다. 가능하다면, 누군가의 감독하에 밖으로 나가 신선한 공기를 느끼며 움직이면 좋다. 환경을 신중하게 바꾸면 혼란 또는 두려움의 악순환을 깨는 데 도움된다.

환경의 조정으로 해결되지 않는 나쁜 경험에 대한 "자연적(natural)"인 조치들이 있다. 우유, 비타민 C, niacin, nicotinamide 등이다. 이들은 엄격한 임상연구에 의해 뒷받침되지는 않았지만, "큰 총(big gun, 역: 침습적 개입 방법)"으로 넘어가기 전에 시도해 볼 만하다.

약물치료는 마지막 수단으로, 집에서는 시도하지 않는다. 만약 약물로 트립을 끝내려고 한다면, 의료인이 제공해야 한다. Minor tranquilizer가 1차 선택이다. 이 중에는 diazepam이나 clonazepam과 같은 benzodiazepine이 있다. 진정효과가 있으며, 혈압저하나 어지럼증과 같은 부작용이 있기도 하다. 마지막으로 chlorpromazine, haloperidol, olanzapine, risperidone 과 같은 '항정신병약물'도 고려해 본다. Minor tranquilizer와 달리 이들은 근육경직, 혈압저하 등의 심한 부작용이 가능하다. 그러나 다른 방법들이 듣지 않을 때 효과적일 수 있다.

Leo Zeff는 부정적 영향이 너무 강할 때, 트립하는 사람이 아닌 돌보미가 diazepam을 복용하라고 농담삼아 말했다. 이는 어려움을 겪는 사람들을 돕는 도우미의 반응이 얼마나 중요한지 강조한 것이다. 어려운 상태에 있는 사람들의 주변인들이 차분할수록, 어려움을 겪고 있는 당사자도 더 차분해진다.

연구 setting

환자 또는 "정상"지원자가 연구에 참여한다면 set 및 setting의 독특한 조합을 고려해 본다. 주요 차이점은 이타주의의 역할이다. 지원자는 자신뿐만 아니라 연구 및 커뮤니티를 위해 트립을 하는 것이다.

이제껏 논의한 모든 유형의 트립은 과학적 연구 프로젝트의 주제가 될 수 있다. 연구자는 당신이 사이키델릭을 하는 곳으로 갈 수 있는데 이는 "현장연구"이다. 예를 들어, 사이키델릭 종교의식 중에 혈액채취, 인터뷰, 설문지 작성 등을 할 수 있다. 또는 당신이 생물학적 또는 정신치료 연구를 위해 연구자에게 직접 가기도 한다.

연구팀은 여러분의 여정 중에 생물학적 샘플, 뇌파, 설문지 또는 인터뷰 등의 자료를 얻고 싶어한다. 그 대가로 세심한 모니터링, 숙련된 인력, FDA 승인 약물 및 합법성을 제공한다. 정보제공 동의절차는 당신의 책임과 권리는 물론 연구 대상자로서 숙지할 내용을 설명한다. 또한 연구참여로 생기는 모든 합병증에 대한 무료치료와 불이익 없이 언제든지 중단하는 자유를 보장한다.

당신의 첫 사이키델릭 경험이 이러한 환경에서 시행된다 생각해 보자. 제한받지 않고 주의깊게 관찰한 경험이 있었다면 연구지원자로서 트립을 하는 것은 오히려 더 편하다. 한편, 공감적인 연구환경에서 제공되는 전문적 지원은 그러한 첫 경험을 더 의미있고 덜 힘들게 한다.

연구환경에서는 이동, 음악, 양초 또는 향과 같은 보조도구들을 원하는대로 하긴 어렵다. 병원의 병실은 너무 진료처럼 느껴질 수 있지만, 예상치 못한 합병증의 경우에 즉시 도움받을 수 있어서 더 안심된다.

나는 연구팀원이 사이키델릭 약물, 특히 투여할 약물에 대한 경험이 있는지 당신이 알기를 제안한다. 놀랍게도 사이키델릭 경험이 풍부한 연구자가 경험이 없는 연구자보다 긍정 효과를 극대화하거나 부정 효과를 최소화하는데 더 나은지에 대한 답을 우리는 아직 모른다. 그러나 사이키델릭 경험이 있는 사람들이 약물에서 기대되는 정보를 주는 것이 더 낫다. 또한 연구자가 사이키델릭 경험이 있다면 당신의 상태를 더 공감하기 쉽고 당신의 느낌을 인식하고 반응할 수 있다. 감독하는 돌보미와 연구대상자가 같은 약물을 복용하는 것과 관련된 연구는 아직 없다. 그래서 함께 있는 직원들이 모두 당신의 트립 동안에 약물을 복용하진 않는다.

사이키델릭 경험에 대한 연구팀의 모델은 무엇이며 믿음은 무엇인가? 즉, 그 연구팀의 set은 어떠한가? 그들의 태도는 setting의 필수적인 부분이다. 그들은 psychotomimetic 모델, 즉 사이키델릭이 단기성 정신병을 유발한다는 모델에 동의하는가? 그렇다면 이러한 믿음을 반영하는 상호작용에 대해 준비한다. 사이키델릭을 신비감을 초래하는 mysticomimetic으로 보거나 단순히 뇌기능과 의식에 대한 약물학적 탐사도구라고 믿는 연구팀의 상호작용은 이들과 다를 수 있다.

정신치료 연구에 참여하고 있다면, 아마도 모델의 중요성은 훨씬 더 크다. 만일 신비한 경험이 목표라면, “그에 못 미쳤을 때(fall short)” 연구팀은 어떻게 반응할까? 그 때 당신은 어떤 기분이 들까? 특정 경험이 프로젝트의 목표라면 지금 당신이 겪는 경험이 완전히 좋더라도 연구팀이 은근히 다른 방향으로 트립을 유도하거나 멀어지게 인도할 수 있다.

연구팀은 음악의 선택을 통해 특정 목표를 향한 경험을 조정할 수 있다. 어떤 사람은 이를 농담반 진담반으로 "재생목록에 의한 계몽(enlightenment by playlist)"이라고 한다. 그러나 당신의 우선순위가 계몽이 아니라면 이 재생목록은 불필요한 불편을 주기도 한다. 사전에 연구팀과 음악에 대해 논의한다.

평가척도는 어떤가? Psychomimetic 연구에서 기대하는 불안, 공포, 혼란, 통제력 상실과 같은 부정적 영향을 주로 강조하는가? 아니면 mysticomimetic 연구처럼 사랑, 통일성, 시간을 초월한 것 및 극렬한 쾌감(ecstacy) 등을 강조하는가? 당신이 다른 세션을 하려고 하는 경우라면, 평가척도는 이어지는 세션에 영향을 미친다. 연구팀과의 경험이 단 한번이었어도 나중에 통합 프로세스 중에 당신이 이런 경험을 보는 방식에 영향을 준다. 내가 미쳤었던 건가? 평가의 점수가 "완전했던" 또는 "불완전했던" 경험을 의미하는가?

통합하기

통합하기는 "다음은 무엇인가?"를 의미한다. 이제 큰 사이키델릭 경험을 했으니 그걸로 무엇을 할건가? 준비와 마찬가지로 통합을 단기 프로세스와 장기 프로세스로 나눌 수 있다.

단기 프로세스

체험이 끝나면 아마도 배가 고플 것이다. 이때, 가벼운 식사를 하고 수분을 충분히 섭취한다. 작성한 메모 또는 오디오 녹음을 검토한다. 그리고 세션이 끝난 직후 당신이 본 것을 그려본다. 당신의 이미지에 대한 감정 반응을 반영하기 위해 그 이미지를 꾸며본다. 뜨거운 샤워나 목욕은 기분이 좋겠지만

MDMA를 사용한 이후에는 체온을 올리지 않는다. MDMA의 부작용은 체온이 높을수록 증가한다. 낮잠을 자도 괜찮다. 또한, 남은 낮시간과 그날 밤에 할 일이 없는지 확인한다. 큰 사이키델릭 경험의 다음 날이나 이틀 동안은 긴장을 푼다. 특히 첫 경험이라면 더욱 그렇다. 계획, 주의, 정신적 노력이 필요한 중요한 여행에서 막 돌아온 것처럼 스스로에게 편안하게 대한다. "사이키델릭 잔광(afterglow)"은 큰 여행 후에 며칠 이상 지속되기도 해서, 눈에 띄는 수준이 아닐 수도 있지만 그 과정이 지속될 수 있게 마음을 열린 상태로 둔다.

당신이 신뢰하는 사람들, 특히 트립의 목적을 함께한 사람들과 경험을 공유한다. 예를 들어, 친구, 멘토, 영적 교사 또는 치료자가 있다. 어떤 효과가 불편, 불안하거나 원래 일상생활의 맥락에 적용하기 어려운 경우에 고립감을 느끼지 않게 하기 위함이다. 단체와 함께 트립을 했다면 그날 또는 그 다음날 다른 참가자들과 경험을 공유할 가능성이 크다. 이는 세션 중에 일어난 일을 이해하고 활용하고 다른 사람들이 자신의 경험을 어떻게 처리하고 해석하고 통합할 계획인지 들어볼 좋은 기회이다. 세션이 연구환경에서 이루어졌다면, 연구팀과의 "보고(debriefing)"가 있어 연구팀은 당신의 질문에 답하고 지원하고 이론적 프레임워크 내에서 당신의 경험을 해석해 준다.

장기 프로세스

Leo Zeff는 사이키델릭 트립을 하기로 결정했을 때 트립이 어떻게 "이미 시작"되었는지 설명했다. 마찬가지로 당신은 큰 경험 후에 다루어야 할 많은 새로운 자료를 가지고 있으며, 그 중 일부는 남은 생애로 확장될 수 있다. 즉, "트립은 여전히 진행 중이다."

장기적 준비과정에 대해 논의하면서 장기 통합 프로세스에서 중요한 것은 이미 많이 다루었다. 당신은 트립을 하기 전과 같은 사람이지만, 무엇보다 의미있는 삶의 이정표와 경험의 새로운 기준을 갖게 되었다. 예를 들어, 당신

삶에서 창의적 활동이 가장 중요하다면 트립은 당신의 작업에 대한 새로운 자료, 확신 및 통찰력을 제공했을 수 있다. 세션 전에는 내 삶이 어디로 향하는지 의심했었다면 이제 원하는 바에 대해 분명해졌을 수 있다.

어떤 때는 온라인 포럼이 도움된다. 그들은 타인의 경험을 배우는 기회를 제공하고 내 경험에 대한 지원을 한다. 이러한 동료의 검토는 귀중한 피드백을 제공하고, 무책임하거나 망상에 빠진 방향으로 당신의 사이키델릭 경험이 쏠릴 가능성을 반으로 줄인다.

이제 세션에서 가장 소중했다고 느꼈던 것과 당신의 믿음과 행동을 맞추어 볼 기회가 생겼다. 진실, 아름다움, 확실성, 선함에 대한 동일한 느낌을 상기시키거나 생성하는 활동에 참여해 본다. 자신이나 타인에게 해를 끼치지 않는다면 이렇게 하는 것을 부끄러워하지 말라. 예를 들어, 나는 히브리 성경의 공부가 나의 사이키델릭 경험 중에 도달한 많은 감정과 확신을 불러일으킨다는 것을 발견했다. 이러한 초점의 변화로 인해 내 일을 따르던 사람들이 일부 떠나가기도 했지만, 내가 사이키델릭 경험을 통해 얻은 통찰력에 충실할 수 있게 해주었다. 동시에 내 아이디어에 관심을 갖는 사람들도 많아졌다.

트립 동안에 요가, 명상 또는 기도가 이전보다 더 강하고 의미 있게 느껴지지 않았다면 이러한 연습과 의식에 다시 정진한다. 심리적, 창의적 또는 직업적 장애물에 대한 해결책을 찾았다면 이를 따라 어떻게 작동하는지 확인한다. 어느 때보다 자신에 대해 기분이 좋고 자신감이 생겼다면 그 기분을 잊지 말고 적어두고, 생각하고, 인생의 중요한 사람들과 의논하고, 어려운 상황에 처했을 때 떠올린다. 많은 사이키델릭 세션을 했는데도 현재 문제에 대한 명확한 진전이 없다면 더 이상 트립을 하기 보다는 정신치료를 시작할 때이다.

도움받기

공유 및 동료평가는 트립 후에 귀중한 기능을 제공한다. 트립 이후 변치 않는 괴로움에 갇혀있다면 더욱 중요하다. 이러한 부정적 결과는 불안이나 슬픔에서 우울증이나 정신병에 이르기까지 다양하다. 흔들리는 느낌이 들면 돌보미, 연구팀, 함께 트립을 한 사람, 치료자, 교사 또는 사랑하는 사람에게 도움을 요청한다. 이러한 후속 조치는 신뢰하는 친구와 한두 시간을 함께 보내는 것부터 정신과 입원에 이르기까지 다양하다. 자신의 관점을 유지하기 어려울 수 있지만, 예기치 않은 문제를 해결함으로써 궁극적으로 이익을 얻을 수 있음을 기억한다.

이제 어떻게 할까요?

다시 트립을 해야 할까? 그렇다면 언제? 왜? 이러한 질문에 대한 답은 처음에 사이키델릭을 복용하게 했던 이슈들에 따라 다르다. 단순히 어떤 문제에 대한 도움을 원했었고 도움을 받았다면 다시 여행할 필요가 없다. 다른 한편으로는 첫 트립은 사이키델릭을 사용하는 영적 또는 정신치료의 경로로 우리를 인도했을 것이다. 이 경우 setting은 감독되고 안전하며 비컬트적(non-cultish)이어야 한다. 비컬트적이란 그들과 그들 지도자의 믿음과 행동에 대한 우려나 질문을 편하게 하는 집단을 의미한다.

주기적으로 사이키델릭을 혼자 또는 타인들과 함께 복용함으로써 우리 자신과 삶의 중요한 사람들을 간단하게 "확인"하기를 원할 수 있다. 1년에 1-2회, 몇 년에 한 번씩–합리적인 정도라면 무엇이든 상관없다. 하나의 큰 사이키델릭 경험이라도 그 효과를 완전히 발휘하는 데는 오랜 시간이 걸릴 수 있다. 처음에 기대했던 삶의 변화를 이루기 위해 더 많은 약물경험을 추구하는 것은 좋지 않다. 대신, 첫 번째 큰 세션이 보여준 것에 대해 더욱 전념하길 바란다.

제 12 장

마이크로도징

마이크로도징(microdosing, 미세한 용량으로 조절하여 사용함)은 사이키델릭하지 않은 어떤 효과를 얻기 위해 사이키델릭을 약하게 복용하는 것이다. 이러한 포괄적 정의는 있지만 명확한 합의가 이루어지진 않았다. 이 방법은 점점 대중화되고 있고, 옹호자들과 많은 언론매체들이 다음과 같은 장점을 선전하고 있다: 집중력 향상, 창의력 증진, 약물 남용의 감소, 기분 개선, 불안 감소, 명상능력 증진, 건강 증진 등.

마이크로도징 운동의 이점 중 하나는 "약물사용", "버섯으로 트립" 또는 반문화적 반체제적 행동에 대한 낙인을 없애주는 것이다. 사이키델릭을 비타민, 보충제, 항우울제 또는 각성제처럼 복용한다. 이렇게 가려면 사이키델릭의 의료화가 매우 필요하다. 사이키델릭을 "효과 좋은 Prozac(항우울제의 하나)"처럼 취급함으로써 사이키델릭 경험이 낯설지 않게 한다. 사이키델릭 상태에서 느끼는 신선함이 우리를 사이키델릭으로 이끄는 것이다. 나는 마이크로도징을 가볍게 보진 않지만, 마이크로도징과 사이키델릭 경험의 구별은 중요하다.

다음은 권위있는 저널에 최근 게재된 연구의 제목이다. "마이크로도즈 사이키델릭을 투여한 성인은 비마이크로도즈로 투여한 성인보다 건강관련 동기가 높고, 더 낮은 불안과 우울을 보고한다." 정말 멋지지 않은가?

이런 연구를 평가할 때 가장 중요한 원칙은 연관성이 있다고 꼭 인과관계는 아니다는 것이다. 운동하는 사람들이 운동하지 않는 사람들보다 더 행복하다는 연구결과를 상상해보라. 이것은 운동이 행복을 가져온다는 것을 의미하는가? 또는 행복한 사람들이 그렇지 않은 사람들보다 운동할 가능성이 더 높다는 것을 의미하는가? 또한 운동하는 사람들은 그렇게 하면 기분이 나아질 것이라고 기대하는가? 그리고 그들이 운동할 때 기분이 나아질 것이라고 기대하지 않는 사람들보다 기분이 더 나아지는가?

마찬가지로, 방금 언급한 마이크로도징 연구결과는 마이크로도징이 우울증과 불안을 감소시킨다는 것을 의미하는가? 아니면 덜 우울하고 덜 불안할수록 약물을 적게 투여할 가능성을 뜻하는가? 또한 대부분의 설문조사는 마이크로도징의 이점을 기대하는 사람들을 대상으로 시행한다. 애초에 그들이 그렇게 하지 않는 이유는 무엇인가? 다시 말하지만, 우리는 기대, 선택편향 및 암시 가능성과 같은 많은 위약관련 요인의 영향을 받는다.

마이크로도징은 아직 걸음마 단계이다. 이 글을 쓰는 시점(2022년 3월)에는 약 12개의 실험실 연구가 있었고, 하나의 연구를 제외하고는 모두 시간이 지나면서 여러 용량을 적용하기 보다는 하나의 마이크로 용량만 투여되었다. 이처럼 자료가 너무 적어서 마이크로도징이 무엇인지, 긍정적 및/또는 부정적 영향이 무엇인지에 대해 명확한 결론을 내리거나 추천하기 어렵다.

마이크로도즈 용량

마이크로도징의 일반적 정의는 사이키델릭 활성용량(active dose)의 1/10에서 1/20이다. 그러나 우리가 다음 같은 질문으로 출발해야 하므로 이는 그리 유용하지 않다. "활성용량"이란 무엇인가? 중간 정도의 사이키델릭 경험을 줄 수 있는 양인가? 심한 건가 아니면 약한 것인가? 또한 사이키델릭에 대한 민감도는 사람마다 다르고 같은 사람에서도 시간이 지나면서 차이를 보인다. 한 사람에게 "활성용량"의 1/10은 서브-사이키델릭의 마이크로도즈(sub-psychedelic microdose)일 수 있지만 다른 사람에게는 강력한 효과를 나타낸다. 또한 마이크로도징에 대한 반응은 매일마다 다를 수 있다.

나의 의견은 마이크로도징을 "극소량(tiny)", "매우 소량(very small)", "소량(small)"으로 구분하는 것이다. 이러한 복용량 모두를 "서브-사이키델릭"이라고 부를 수 있다. 그렇다고 "서브-정신활성(sub-psychoactive)"을 의미하지 않는다. Psilocybin 버섯이나 DMT를 함유한 ayahuasca보다 더욱 표준화된 LSD로 예를 들어보겠다.

"극소량(tiny)"은 급성으로 주관적 효과를 유발하지 않는 양이다. 즉, 비정신활성이다. 실험에서 지원자들은 물이나 설탕 같은 위약과 구별하지 못한다. 이것은 LSD 5-10 μg 용량을 넘지 않는다.

"매우 소량(very small)"은 눈치챌 정도의 급성 효과를 보이는데, 이는 사이키델릭이 아닌 다른 약물들(특히 caffeine이나 methylphenidate와 같은 각성제)과 비슷한 수준이다. 이 경우에는 에너지, 각성 및 집중력이 증가하여 기분이 좋아지고 더욱 빠르고 명확한 사고가 가능해진다. LSD 10-20 μg 용량이 "매우 소량"에 해당한다.

"소량(small)"은 LSD 20 μg보다 많은 용량으로, 이보다 조금 더 용량을 늘리면 어떻게 될지 예상되는 양이다. 예를 들어, 방이 약간 반짝이는 느낌, 더 새롭고 창의적인 아이디어와 연상, 그리고 약간의 기대감, 즉 기대에 대한 내적 압력 등이다. 이것은 최대 용량으로 사이키델릭 경험을 시작할 때 느끼는 효과와 비슷하다.

물질들

가장 흔하게 마이크로도징하는 약물에는 LSD와 psilocybin이 있으며 특히 psilocybin은 말린 버섯이나 버섯 차 형태로 사용한다. 일부에서는 저용량의 DMT가 함유된 ayahuasca 및 ibogaine을 사용하기도 한다. 저용량의 전형적 물질들의 잠재적 장점을 높이기 위해 다른 물질을 추가하는 것을 "stacking"이라고 한다. 여기에는 카카오 또는 초콜릿, 니아신 및 일부 약용 버섯을 이용한다. 전형적 사이키델릭 마이크로도징 모델에서 ketamine의 사용은 드물다. 즉, 우울증이나 통증을 조절하기 위해 비사이키델릭성의 저용량 ketamine을 복용하는 경우는 있어도 건강증진을 위해 복용하진 않는다.

DMT나 5-MeO-DMT는 모두 경구용 활성물질이 아니기 때문에 경구 마이크로도징 방법으로는 약리학적 효과를 얻을 수 없다. 둘 중 하나를 Syrian rue의 씨앗같은 모노아민 산화효소(MAO) 억제제와 결합하면 ayahuasca와 유사한 약리작용을 일으킨다. 또한, 이들 화합물이 낮은 농도로 함유된 전자담배(vape pens)가 출시되면서 증기흡입을 통한 마이크로도징도 가능해졌다.

MDMA의 마이크로도징은 전형적 약물만큼 대중적이지는 않지만 실제로 행해지고는 있다. 하지만 MDMA의 신경독성에 대한 우려로 인해 마이크로도징을 권장하지 않는다. 인간과 동물을 대상으로 한 연구에서 MDMA를 과량복용할수록 신경독성이 증가한다고 알려져 있다.

복용법

얼마나 자주, 오래 투여해야 할까?

사이키델릭 노출의 장기적 영향은 급성 투여의 영향과는 다르다. 예를 들어, 우울증 환자에게 매일 저용량의 LSD를 투여한 초기 연구에서는 몇 주 동안 매일 투여한 기존 항우울제에서처럼 시간경과에 따른 개선효과가 나타났다. 매일 LSD를 투여하면 설치류의 뇌에서 SSRI 항우울제 투여로 발생하는 것과 동일한 수용체 변화가 확인되었기 때문에 이는 놀라운 일이 아니다. LSD의 급성 효과에 대한 내성이 생기는 동안에도 수용체는 계속 변화하며 기분을 호전시킬 수 있다.

또한, 동물에서 전형적 사이키델릭과 ketamine의 정신형성적(psychoplastogenic) 효과는 비사이키델릭 용량을 단 한 번 투여해도 발생한다. 이러한 효과는 최대 한 달 동안 지속되며, psilocybin의 경우 ketamine 보다 더 오래 지속된다. 이는 psilocybin을 매달 한 번 투여해도 정신형성적 변화를 일으키기에 충분할 가능성을 시사한다. 마이크로도징과 연관된 이러한 변화가 인간에서도 마찬가지라면 매달 한 번의 투여만으로도 충분하다. Ayahuasca의 마이크로도징은 항우울제와 유사한 MAO 억제제를 포함하고 있기 때문에 독특한 예이다. 그래서 DMT의 경우는 정신형성적 효과 외에도 MAO에 대한 효과도 부가적인 요인으로 작용한다.

이러한 약물을 "필요할 때만" 소량 복용할 수도 있는데, 예를 들어 큰 시험을 앞두고 공부를 위한 목적으로 사용하는 경우이다. 이 경우 각성효과는 amphetamine이나 methylphenidate와 같은 ADHD 치료제와 구별하기 어려울 정도이다. 저용량 사이키델릭의 각성효과를 알아보기 위해 ADHD에서 LSD 효과에 대한 연구가 준비중이다.

이런 방법 사이에는 마이크로도징을 시행한 날이 안한 날보다 더 많게 하는 방식이 있다. 마이크로도징 핸드북은 이 전략을 가장 옹호한다. 이를 통해 사이키델릭하지 않으면서도 정신활동성 급성 효과가 나타나는 조합에 수용체 기능의 장기적 조정 및 정신형성성 등이 부가된다. 하지만 이 모델에 대한 과학적 근거는 거의 없다. 약물의 급성 정신활성 효과에 대한 내성을 줄이기 위해 약중단 기간이 필요할까? 그렇다면 단순히 하루나 이틀 정도보다 더 많은 시간이 필요할 수 있다. 게다가 급성 효과가 유익하다면 매일 소량씩 복용함이 더 합리적이지 않을까?

설문조사 결과

온라인 설문조사에서 마이크로도징과 비마이크로도징 사용자를 모집하고 두 그룹 간의 변수들을 비교하였다. 위약반응에 기여하는 기대효과는 약물 자체에 긍정적 영향을 미칠 수 있다.[1] 즉, 마이크로도징으로 기분이 호전되리라 기대하고 시작하면 실제로 호전될 가능성이 있다. 만약 6장에서 제안한 것처럼 비정신활동성 또는 비사이키델릭 효과가 위약반응을 높인다면, 더 실질적 효과가 나타날 수 있다.

대부분의 보고서에서 이점이 있다고 하지만 모두가 그렇진 않다. 예를 들어, 일부 응답자들은 불안 및/또는 우울증, 불면증, 신체적 불편함, 두통, 피로, 메스꺼움, 과도한 자극 및 현기증이 증가했다고 보고했다.

임상연구 자료

인간에서 마이크로도징의 효과를 보기 위한 연구는 이제 시작되었다. 마이크로도징이 심리적 또는 생리학적으로 작용한다는 데에는 의견이 일치한다. 즉, 마이크로도징은 위약과 구별되며 대상자들은 이 효과를 "가볍게 트립한다(mildly tripping)"고 묘사한다. 따라서 "매우 소량" 및 "소량"의 약물을 다루며, "극소량"의 비정신활성 약물은 제외한다.

1) 기대감은 또한 비활성 물질을 복용했을 때 부작용이 발생하는 노세보(nocebo) 반응에 영향을 준다.

단 하나의 연구에서만 LSD를 3-4일 간격으로 4회 반복 투여했다. 13 또는 26 μg 용량 모두에서 측정가능한 기분이나 인지의 개선효과는 나타나지 않았다. LSD 또는 psilocybin을 한 번만 소량 투여한 다른 연구에서는 강박증상의 급격한 감소, 해리감 증가, 활력의 변화, 통증 감수성 감소, 창의성 증가, 주관적인 시간경과 속도의 증가가 나타났다. 소량의 사이키델릭 투여로 주의력, 집중력 및 작업기억력(working memory)이 증가 또는 감소할 수 있다. 다른 연구에서는 저용량 psilocybin이 감정처리에 영향을 미치지 않았다. 기능적 뇌영상 연구에서 저용량의 LSD가 정상인 뇌의 전반적 연결성을 증가시켰는데, 최대용량(full dose) 사이키델릭의 항우울 반응에도 중요해 보인다. 따라서 우울증 치료에 있어서 최대용량의 사이키델릭만큼 마이크로도징도 효과적일 수 있다.

심장에 대한 효과?

전형적 화합물의 일상적 사용에 대한 우려 중 하나는 세로토닌 2B 수용체의 만성적 자극으로 인해 심장판막이 손상될 가능성이다. 하지만 ayahuasca를 사용하는 교회나 주술적 setting에서 수십 년 동안 일주일에 여러번 ayahuasca를 투여했어도 심장판막 질환에 대한 보고가 없었기에 이는 다분히 이론적 우려로 생각된다.

결론

그렇다면 마이크로도징이 할만한 가치가 있는가? 이 책의 다른 부분들과 마찬가지로 위험-이득 비율을 고려해야 한다. 소량 투여의 경우, 특히 전형적 사이키델릭과 ketamine 경구 투여에는 위험이 낮다. 이것은 신체적 또는 정신적 질환이 없거나, 사이키델릭 복용을 위험하게 만드는 약물 또는 기타 물질을 복용하지 않는 사람들에게 해당된다. 비록 "진짜" 이득은 낮을 수 있지만 "실제" 이득은 높을 수 있다. 즉, 위약효과는 실제이며 이러한 위약효과를 우리의 장점에 적용한다면 마이크로도징을 할 가치가 있다. 물론 준비를 하고, 실사를 하며, 출처를 알아야 하고, 불미스러운 일이 생기면 중단하고 도움을 구할 수 있는 준비가 되어야 한다.

제 13 장

법률

나와 출판사는 마약복용과 위법을 지지하지 않는다. 그럼에도 불구하고, 역사적으로 사람들은 합법적이든 불법적이든 마음을 바꾸는 물질을 복용해 왔다. 이러한 모습은 쉽게 변하지 않을 것이다. 이 장은 불법적 활동을 반복하는 사람들을 교육하려는 목적이 있다. 이러한 접근을 "위험을 줄임"이라고 부를 수 있지만, "이익의 최적화"라고 할 수 있다.

1970년의 통제물질법

이 연방법은 통제물질의 불법적 수입, 제조, 유통, 소지 및 부적절한 사용을 금지한다. 통제물질의 Schedule은 다섯 가지가 있는데, Schedule I이 가장 제한적이다. Schedule I에는 전형적 사이키델릭, MDMA, 마리화나가 포함된다. Schedule I의 기준은 다음 세 가지 내용을 모두 포함한다: 남용 가능성이 높다; 의학적 사용을 허가받지 못했다; 의료적 감독 하에서도 안전성이 받아들여지지 않았다. 미국 마약단속국(DEA)에서는 Schedule 별로 약물을 분류한다.

Cocaine, methamphetamine 및 fentanyl은 각각 안구 마취, ADHD 및 통증에서 의료적 유용성이 있기 때문에 Schedule II에 포함된다. Schedule III 약

물은 남용 위험성이 낮고 의료용으로 허가되어 있는 것으로 그 예가 마취용 ketamine이다. 그러나 우울증에서 ketamine의 사용은 "허가외(off-label)"이다.[1] "허가외"는 의학적 증거로 허가받은 마취 이외의 목적으로 ketamine을 사용하는 것을 말한다. 이 경우 환자는 자신이 ketamine 치료를 받는다는 것에 대해 사전동의를 해야 한다.

현재 연구에 따르면 사이키델릭 약물이 우울증, 외상후 스트레스장애 및 약물남용 치료에 의학적 유용성이 있고 의료적 감독 하에서의 안전성이 있지 않냐고 일부에서 주장한다. FDA는 MDMA와 psilocybin을 각각 외상후 스트레스장애와 우울증에 대한 획기적인 치료법으로 인지하고 있다. 그러나 DEA 분류기준에는 여전히 Schedule I 약물로 남아있다.

1990년대의 유사통제물질법(Controlled Substances Analog Act)은 Schedule I 약물과 구조적으로 유사하거나 효과가 비슷한 화합물을 포함한다. 의회는 화학자들이 Schedule I 물질에 대한 금지를 회피하기 위해 개발하려는 "디자이너 약물"을 처벌하기 위해 이 법을 통과시켰다. 예를 들어, Schedule I 약물에 메틸기를 추가하거나 하이드록시 그룹을 제거하여도 사이키델릭 효과가 유지되지만, Schedule 화합물 목록에는 빠져 있다.

DEA는 Schedule I에 포함될 수 있는 약물이 감시망에 포착되면 "emergency Schedule"을 할 수 있다. 이후 공청회를 통해 공식적으로 Schedule I에 포함시킬지 여부를 결정한다. 이러한 과정은 1980년대 MDMA에 해당한다. DEA는 최근 몇 가지 새로운 tryptamine을 Schedule I에 포함했는데, 그 중 하나는 사이키델릭 회사의 개발 파이프라인의 주요 후보이다.

이 법은 또한 통제물질의 합성에 필수적인 전구체들인 "등재된 화학물질

1) 그러나 FDA는 치료저항성 우울증에서 투여중인 항우울제와 병용할 수 있도록 Spravato를 승인했다.

(listed chemicals)"을 DEA가 주의 깊게 감시하고 기소할 수 있게 한다. 이것은 DEA의 "감시 목록(watch list)"이다.

비범죄화와 합법화

"LSD로 트립한다"는 낙인은 여전히 남아있을지 몰라도, 승인된 임상연구에 참여하는 것은 불법이 아니다.[2] 한편 미국 연방정부에서 승인된 연구 이외의 사용은 대부분의 주법과 모든 연방법에서 불법이다.

연방법, 주법, 시법 순서대로 상위법이다. 이는 사이키델릭을 복용할 때 고려할 가장 중요한 법적 사항이다. 점점 많은 수의 주나 시의 관할권에서 몇몇 사이키델릭 물질과 관련된 행동을 비범죄화하고 있다. 이러한 활동에는 재배, 가공, 판매, 소유, 분배, 구매가 포함된다. 그러나 연방 DEA는 언제든지 체포나 기소할 수 있다. 또한 시나 군에서는 범죄가 아닐 수 있지만 주에서는 위법일 수 있다.

대부분의 사람들이 혼용해서 사용하나 비범죄화(decriminalization)와 합법화(legalization)는 다른 개념이다.

비범죄화란 사이키델릭 소지에 대해 처벌을 덜 받게 되는 것을 의미한다. 대부분 두 가지 중 하나로 발생하는데, 소량의 사이키델릭을 비상업적 사용을 위해 개인이 소지한다면 민사상 위반이다.[3] 다만 불법시장에서 개인적 사

---

2) 또는 내가 DMT와 psilocybin 연구를 했던 연구센터의 책임자가 언젠가 "저기서 버섯을 피우고 있네요"라고 말했듯이.

3) 민사 위반 또는 규정 위반에는 벌금 및/또는 강제 처분이 부과되기도 한다. 과속위반, 신호위반, 캠핑장 규정위반, 목줄이 없이 개 산책 등이 그 예이다. 민사 위반에 대한 책임은 무죄나 유죄가 아닌 책임 유무에 따라 달라진다. 예를 들어, 과속위반의 경우 보험료가 인상되거나 일시적으로 면허를 상실할 수 있는 등 결과가 가능하다. 일반적으로 소량의 마약 소지가 위반사항인 경우, 해당 위반사항은 범죄기록에 나타나지 않는다.

용을 위해 구매하는 것은 여전히 불법이다. 또 다른 방법은 당국이 사이키델릭의 단속을 가장 약하게 하는 것이다. 하지만, 개인적인 사용으로 허용된 용량을 초과하여 소유하거나 미성년자에게 판매하거나, 제조 및 유통하는 경우는 중죄에 해당된다.

비범죄화는 보통 합법화로 이어지는 시작이고, 보다 실질적으로 국가자원을 움직이게 한다. 현재까지는 오레곤 주만이 psilocybin 제품을 합법화하고 있다. Psilocybin 제품이란 버섯 및 버섯 추출물을 포함한 식품이나 음료를 말한다. 사이키델릭을 생산, 수송, 관리 및 판매하고 싶은 사람은 주에서 발급하는 자격증을 취득해야 한다. 오직 법적으로 지정된 사이키델릭 센터 혹은 기관 만이 psilocybin 상품을 유통할 수 있다. 이 곳의 관리자는 주의 인정요건을 충족해야 한다.[4] 캘리포니아는 사이키델릭를 합법화하는 다음 주가 될지 모른다. 현재 법은 사이키델릭의 소유, 재배 및 공유를 제한하고 있다.

사이키델릭에 대한 법은 국가마다 크게 다른데, 예를 들어 바하마에서는 psilocybin 및 psilocybin을 함유한 버섯을 구매, 소유, 판매, 사용하는 것은 합법이다. 자마이카에서는 psilocybin 및 psilocybin이 함유된 버섯에 대한 사용을 허가하는 법이 있다기 보다는 이에 대한 법 자체가 없다. 네덜란드에서는 psilocybin이 함유된 트러플은 합법이지만 psilocybin이 들어있는 버섯은 합법이 아니다. 또한 국제적인 약물법 시행기준도 크게 다르다.

'법은 그 땅의 법이다'라는 탈무드의 격언이 있고, 그것은 전 세계에서 통용된다고 생각한다. 만약 사이키델릭을 사용할 생각이 있다면 해당 물질의 법적 허용에 대해 알아야 한다. 또한 문제가 발생하면 마약사건을 전문으로 하는 변호사의 도움을 받도록 한다.

---

4) 오레건 주는 개인적 용도의 약물소지를 비범죄화했다.

제 14 장

맺음말

내가 Psychedelic Handbook을 쓰기 시작하면서, 이런 특별한 내용의 최신 동향에 대해 잘 알고 있다고 생각했다. 1995년에 뉴멕시코에서 공부를 마치긴 했지만, 강연을 듣고, 학생들을 가르치고, 강의를 하고 인터뷰를 하고 학술적이거나 약물학적 내용에 대해 컨설트를 하고 과학저널 원고를 리뷰하고 있었기 때문이다. 그러나 정보들을 통합하면서, 지난 몇 년간 얼마나 이것들이 빠르게 변화하는지 깨달았다. 학술연구, 벤처자본의 관심, 언론의 관심, 사이키델릭 약물에 대한 종교적 논쟁 등이 폭발적으로 증가했기 때문이다.

이 책은 짧은 공간에 많은 영역을 다루었다. 사이키델릭 약물의 사용에 찬성 또는 반대하려 하기보다는, 이 분야의 전문가로부터의 균형잡힌 소개를 원하는 사람들에게 교육을 하는 것이 나의 목적이었다. 만약 내가 성공했다면, 당신은 앞으로 이 분야에 대해 공부를 더 하고 싶을 때에 어떤 질문을 해야 하는지 정도의 정보를 얻었을 것이다.

또한 사이키델릭에 대한 중요한 생물학적 및 심리학적 모델을 리뷰하여 사이키델릭 약물의 과거 자료들을 업데이트하는 것 또한 나의 목표였다. 아마도 그 결과, 몇몇 독자는 각자의 과학적 실험을 디자인하게 될지도 모른다.

사람들은 여전히 사이키델릭를 사용한다. 그들이 무엇을 투여하는지 그리고 어떻게 투여해야 하는지에 대해 더 알게 될수록 문제가 줄어들 것이다.

더 많은 장점도 있다. 내가 제공했던 과학적 정보의 대부분은 약물 특이적이지만, 이 책의 의도는 모든 사이키델릭과 연관된 일반적 원칙을 가르치려는 것이었다. 즉, 약물과 용량뿐만 아니라, 사이키델릭을 복용하는 set과 setting이 그 효과를 최종적으로 결정한다는 점이다.

마음, 뇌, 영혼 등 의식에 대해 이해하고 공부하는 것은 매우 힘든 일이다. 사이키델릭을 통해 우리의 가장 깊은 질문에 대한 해답을 알아낼거라는 기대가 있었다. 왜 우리가 이런 방식으로 생각하고 행동하고 느끼는지, 호기심, 꿈, 광기, 영적 경험, 죽음의 본질, 현실 자체의 기본구조까지도. 무관심의 시대가 지나고, 이제 우리는 이런 질문을 해결하기 위해 "마음을 드러내는" 강력한 약물을 되찾게 되었다. 사이키델릭에 열광하던 첫번째 파도의 시대에 했던 실수로부터 우리는 교훈을 얻었다고 생각한다. 그리고 공공의 이익을 위해 사이키델릭을 연구하고 사용할 수 있는 길고도 생산적인 시대가 되기를 기대한다.

추천 도서

제 1 장 사이키델릭이란 무엇인가?

Grinspoon, L., and Bakalar, J. B. (1979). Psychedelic Drugs Reconsidered. New York: Basic Books.

Huxley, A. (2009). The Doors of Perception and Heaven and Hell. New York: HarperPerennial Modern Classics.

Lee, M. A., and Shlain, B. (1986). Acid Dreams: The Complete Social History of LSD, the CIA, the Sixties, and Beyond (Revised). New York: Grove Press.

Lewin, L. (1998). Phantastica: A Classic Survey on the Use and Abuse of Mind-Altering Plants. Rochester, Vermont: Inner Traditions/Bear & Co.

McQueen, D. (2021). Psychedelic Cannabis. Breaking the Gate. Rochester, Vermont: Inner Traditions/Bear & Co.

Pollan, M. (2018). How to Change Your Mind. What the New Science of Psychedelics Teaches Us about Consciousness, Dying, Addiction, Depression, and Transcendence. New York: Penguin Press.

Rätsch, C. (2005). The Encyclopedia of Psychoactive Plants. Rochester, Vermont: Park Street Press.

Schultes, R. E., Hofmann, A., and Rätsch, C. (1998). Plants of the Gods. Rochester, Vermont: Healing Arts Press.

Stafford, P. (2013). Psychedelics Encyclopedia. Berkley, California: Ronin Publishing.

Stevens, J. (1998). Storming Heaven: LSD and the American Dream. New York: Grove Press.

제 2 장 이키델릭의 다양한 이름들: 어떤 의미가 있는가?

PSYCHEDELICS: WHY THEY MATTER Gerber, D. J., and Tonegawa, S. (2004). "Psychotomimetic effects of drugs—A common pathway to schizophrenia?" New England Journal of Medicine, 350, 1047–1048.

Gillin, J. C., Kaplan, J., Stillman, R., and Wyatt, R. J. (1976). "The psychedelic model of schizophrenia: The case of N,Ndimethyltryptamine." American Journal of Psychiatry, 133, 203–208.

Hollister, L. (1962). "Drug-induced psychoses and schizophrenic reactions: A critical comparison." Annals of the New York Academy of Science, 96, 80–92.

James, W. (1991). The Varieties of Religious Experience. New York: Triumph Books.

Lahti, A. C., Weiler, M. A., Tamara, M., Parwani, A., and Tamminga, C. A. (2001). "Effects of Ketamine in Normal and Schizophrenic Volunteers." Neuropsychopharmacology, 25(4), 455–467. doi: 10.1016/S0893-133X(01)00243-3.

Richards, W. A. (2016). Sacred Knowledge. Psychedelics and Religious Experiences. New York: Columbia University Press.

Vardy, M. M., and Kay, S. F. (1983). "LSD psychosis or LSD-induced schizophrenia? A multi-method inquiry." Archives of General Psychiatry, 40, 877–883.

Sanz, C., and Tagliazucchi, E. (2018). "The experience elicited by hallucinogens presents the highest similarity to dreaming within a large database of psychoactive substance reports." Frontiers in Neuroscience, 12(7). doi: 10.3389/fnins.2018.00007.

제 3 장 사이키델릭의 이득과 위험성은 무엇인가?

Benefits

Bogenschutz, M. P., Forcehimes, A. A., Pommy, J. A., Wilcox, C. E., Barbosa, P. C. R., and Strassman, R. J. (2015). "Psilocybinassisted treatment for alcohol dependence: A proof-of-concept study." Journal of Psychopharmacology, 29(3), 289–299. doi: 10.1177/0269881114565144.

Carhart-Harris, R., Giribaldi, B., Watts, R., Baker-Jones, M., Murphy-Beiner, A., Murphy, R., . . . Nutt, D. J. (2021). "Trial of Psilocybin versus Escitalopram for Depression." New England Journal of Medicine, 384(15), 1402–1411. doi: 10.1056/NEJMoa2032994.

Griffiths, R. R., Johnson, M. W., Carducci, M. A., Umbricht, A., Richards, W. A., Richards, B. D., . . . Klinedinst, M. A. (2016). "Psilocybin produces substantial and sustained decreases in depression and anxiety in patients with life-threatening cancer: A randomized doubleblind trial." Journal of Psychopharmacology, 30(12), 1181–1197. doi: 10.1177/0269881116675513.

Harman, W. W., McKim, R. H., Mogar, R. E., Fadiman, J., and Stolaroff, M. J. (1966). "Psychedelic agents in creative problem solving: A pilot study." Psychological Reports, 19, 211–227. doi: https://doi. org/10.2466%2Fpr0.1966.19.1.211.

Jiménez-Garrido, D. F., Gómez-Sousa, M., Ona, G., Dos Santos, R. G., Hallak, J. E. C., Alcázar-Córcoles, M. Á., and Bouso, J. C. (2020). "Effects of ayahuasca on mental health and quality of life in naïve users: A longitudinal and cross-sectional study combination." Scientific Reports, 10(1), 4075. doi: 10.1038/s41598-020-61169-x.

Johnson, M. W., Garcia-Romeu, A., Cosimano, M. P., and Griffiths, R. R. (2014). "Pilot study of the 5-HT2AR agonist psilocybin in the treatment of tobacco addiction." Journal of Psychopharmacology, 28(11), 983–992. doi: 10.1177/0269881114548296.

Reiff, C. M., Richman, E. E., Nemeroff, C. B., Carpenter, L. L., Widge, A. S., Rodriguez, C. I., . . . McDonald, W. M. (2020). "Psychedelics and Psychedelic-Assisted Psychotherapy." American Journal of Psychiatry, 177(5), 391–410. doi: 10.1176/appi.ajp.2019.19010035

Ross, S., Bossis, A., Guss, J., Agin-Liebes, G., Malone, T., Cohen, B., . . . Schmidt, B. L. (2016). "Rapid and sustained symptom reduction following psilocybin treatment for anxiety and depression in patients with life-threatening cancer: a randomized controlled trial." Journal of Psychopharmacology, 30(12), 1165–1180.

Risks

Gable, R. S. (1993). "Toward a comparative overview of dependence potential and acute toxicity of psychoactive substances used nonmedically." American Journal of Drug and Alcohol Abuse, 19, 263–281.

Gómez-Sousa, M., Jiménez-Garrido, D. F., Ona, G., Dos Santos, R. G., Hallak, J. E. C., Alcázar-Córcoles, M. Á., and Bouso, J. C. (2021). "Acute

Psychological Adverse Reactions in First-Time Ritual Ayahuasca Users: A Prospective Case Series." Journal of Clinical Psychopharmacology. doi: 10.1097/jcp.0000000000001343.

Hall, W. (2021). "Ending the Silence Around Psychedelic Therapy Abuse." Mad In America. Retrieved from Mad In America website: https://www.madinamerica.com/2021/09/ ending-silence-psychedelic-therapy-abuse.

Halpern, J. H., and Pope, H. G., Jr. (2003). "Hallucinogen persisting perception disorder: What do we know after 50 years?" Drug and Alcohol Dependence, 69, 109–119.

Malcolm, B., and Thomas, K. (2021). "Serotonin toxicity of serotonergic psychedelics." Psychopharmacology. doi: 10.1007/s00213-021-05876-x.

Müller, F., Kraus, E., Holze, F., Becker, A., Ley, L., Schmid, Y., . . . Borgwardt, S. (2022). "Flashback phenomena after administration of LSD and psilocybin in controlled studies with healthy participants." Psychopharmacology. doi: 10.1007/s00213-022-06066-z.

Strassman, R. J. (1984). "Adverse reactions to psychedelic drugs. A review of the literature." Journal of Nervous and Mental Disease, 172, 577–595.

제 4 장 사이키델릭의 작동원리: 뇌

Carhart-Harris, R. L., and Friston, K. J. (2019). "REBUS and the Anarchic Brain: Toward a Unified Model of the Brain Action of Psychedelics." Pharmacological Reviews, 71, 316–344. doi: 0.1124/pr.118.017160.

da Silva, M. G., Daros, G. C., and de Bitencourt, R. M. (2020). "Antiinflammatory activity of ayahuasca: therapeutical implications in neurological and psychiatric diseases." Behavioural Brain Research. doi: 10.1016/

j.bbr.2020.113003.

Nichols, D. E. (2016). "Psychedelics." Pharmacological Reviews, 68, 264–355.

Olson, D. E. (2022). "Biochemical Mechanisms Underlying Psychedelic-Induced Neuroplasticity." Biochemistry. doi: 10.1021/acs. biochem.1c00812.

Saeger, H. N., and Olson, D. E. "Psychedelic-Inspired Approaches for Treating Neurodegenerative Disorders." Journal of Neurochemistry, 19. doi: DOI: 10.1111/jnc.15544.

Vollenweider, F. X., and Smallridge, J. W. (2022). "Classic Psychedelic Drugs: Update on Biological Mechanisms." Pharmacopsychiatry. doi: 10.1055/a-1721-2914.

제 5 장 사이키델릭 약물의 작동원리: 마음

Das, L. S. (1995). The Facts of Life from a Buddhist Perspective, the Three Trainings, Four Noble Truths, Five Skandhas, Six Perfections, Eightfold Path, and More. Cambridge, Massachusetts: Dzogchen Publications.

Hall, C. S. (2016). A Primer of Freudian Psychology. New York: Plume.

Savage, C. (1955). "Variations in ego feeling induced by d-lysergic acid diethylamide (LSD-25)." Psychoanalytic Review, 41, 1–16.

Strassman, R. (2014). DMT and the Soul of Prophecy. Rochester, Vermont: Park Street Press.

제 6 장 사이키델릭, 만병통치약, 위약, 그리고 정신가소성물질

Carhart-Harris, R. L., Kaelen, M., Whalley, M. G., Bolstridge, M., Feilding, A., and Nutt, D. J. (2014). "LSD enhances suggestibility in healthy volunteers." Psychopharmacology, 232(4), 785–794. doi: 10.1007/s00213-014-3714-z.

Dupuis, D. (2021). "Psychedelics as Tools for Belief Transmission. Set, Setting, Suggestibility, and Persuasion in the Ritual Use of Hallucinogens." Frontiers in Psychology, 12(5486). doi: 10.3389/fpsyg.2021.730031.

Hartogsohn, I. (2018). "The meaning enhancing properties of psychedelics and their mediator role in psychedelic therapy, spirituality, and creativity." Frontiers in Neuroscience, 12(129). doi: 10.3389/fnins.2018.00129.

Levine, J., and Ludwig, A. M. (1965). "Alterations in consciousness produced by combinations of LSD, hypnosis, and psychotherapy." Psychopharmacologia, 7, 123–137.

Olson, J., Suissa-Rocheleau, L., Lifshitz, M., Raz, A., and Veissiere, S. (2020). "Tripping on nothing: Placebo psychedelics and contextual factors." Psychopharmacology. doi: 10.1007/s00213-020-05464-5.

Shapiro, A. K., and Shapiro, E. (2000). The Powerful Placebo: From Ancient Priest To Modern Physician. Baltimore, Maryland: Johns Hopkins University Press.

제 7 장 전형적 사이키델릭 약물들

Basedow, L. A., Riemer, T. G., Reiche, S., Kreutz, R., and Majić, T. (2021). "Neuropsychological Functioning in Users of Serotonergic Psychedelics–A Systematic Review and Meta-Analysis." Frontiers in Pharmacology, 2516. doi: https://doi.org/10.3389/fphar.2021.739966.

Bender, D., and Hellerstein, D. J. (2022). "Assessing the risk–benefit profile of classical psychedelics: a clinical review of secondwave psychedelic research." Psychopharmacology. doi: 10.1007/s00213-021-06049-6.

Hoffer, A., and Osmond, H. (1967). The Hallucinogens. New York: Academic Press.

Mescaline, Peyote, and San Pedro

Albaugh, B. J., and Anderson, P. O. (1974). "Peyote in the treatment of alcoholism among American Indians." American Journal of Psychiatry, 131, 1247–1251.

Dobkin, M. (1968). "Trichocereus pachanoi: A Mescaline Cactus Used in Folk Healing in Peru." Economic Botany, 22(2), 191–194.

Halpern, J. H., Sherwood, A. R., Passie, T., Blackwell, K. C., and Ruttenber, A. J. (2008). "Evidence of health and safety in American members of a religion who use a hallucinogenic sacrament." Medical Science Monitor, 14, SR15-SR22.

Jay, M. (2019). Mescaline: A Global History of the First Psychedelic. New Haven, Connecticut: Yale University Press.

Klüver, H. (1928). Mescal, and mechanisms of hallucinations. Chicago: University of Chicago Press.

La Barre, W. (1989). The Peyote Cult (5th ed.). Norman, Oklahoma: University of Oklahoma Press.

LSD

Carhart-Harris, R. L., Muthukumaraswamy, S., Roseman, L., Kaelen, M., Droog, W., Murphy, K., . . . Nutt, D. J. (2016). "Neural correlates of the LSD experience revealed by multimodal neuroimaging." Proceedings of the National Academy of Sciences, 113(17), 4853–4858. doi: 10.1073/pnas.1518377113.

Dishotsky, N. I., Loughman, W. D., Mogar, R. E., and Lipscomb, W. R. (1971). "LSD and genetic damage." Science, 172, 431–440.

Grof, S. (2008). LSD Psychotherapy (4th ed.). San Jose, California: Multidisciplinary Association for Psychedelic Studies.

Hofmann, A. (1980). LSD: My Problem Child. New York: McGraw Hill. Liechti, M. E. (2017). "Modern clinical research on LSD." Neuropsychopharmacology, 42(11), 2114–2127.

Pahnke, W. N., Kurland, A. A., Unger, S., Savage, C., and Grof, S. (1970). "The experimental use of psychedelic (LSD) psychotherapy." Journal of the American Medical Association, 212, 1856–1863.

Wasson, R. G., Hofmann, A., and Ruck, C. A. P. (2008). The road to Eleusis: Unveiling the secret of the mysteries. Berkeley, California: North Atlantic Books.

Psilocybin

Anderson, B. T., Danforth, A., Daroff, P. R., Stauffer, C., Ekman, E., Agin-Liebes, G., . . . Woolley, J. (2020). "Psilocybin-assisted group therapy for demoralized older long-term AIDS survivor men: An open-label safety and feasibility pilot study." EClinicalMedicine, 11. doi: https://doi.org/10.1016/j.eclinm.2020.100538.

Haze, V., and Mandrake, K. (2016). The Psilocybin Mushroom Bible: The Definitive Guide to Growing and Using Magic Mushrooms. San Francisco, California: Green Candy Press.

Kargbo, R. (2020). "Psilocybin Therapeutic Research: The Present and Future Paradigm." ACS Medicinal Chemistry Letters, 11, 399–402. doi: 10.1021/acsmedchemlett.0c00048

Smigielski, L., Scheidegger, M., Kometer, M., and Vollenweider, F. X. (2019).

"Psilocybin-assisted mindfulness training modulate self-consciousness and brain default mode network connectivity with lasting effects." NeuroImage, 207–215. doi: 10.1016/J. neuroimage.2019.04.009.

DMT/Ayahuasca

Almeida, C. A. F., Pereira-Junior, A. A., Rangel, J. G., Pereira, B. P., Costa, K. C. M., Bruno, V., . . . Camarini, R. (2022). Ayahuasca, a psychedelic beverage, modulates neuroplasticity induced by ethanol in mice. Behavioural Brain Research, 416, 9. https://doi.org/10.1016/j. bbr.2021.113546.

Barker, S. A. (2022). "Administration of N,N-dimethyltryptamine (DMT) in psychedelic therapeutics and research and the study of endogenous DMT." Psychopharmacology. doi: 10.1007/s00213-022-06065-0.

Lawn, W., Hallak, J. E., Crippa, J. A., Dos Santos, R., Porffy, L., Barratt, M. J., . . . Morgan, C. J. A. (2017). "Well-being, problematic alcohol consumption and acute subjective drug effects in past-year ayahuasca users: a large, international, self-selecting online survey." Scientific Reports, 7(1), 15201. doi: 10.1038/s41598-017-14700-6.

Morales-Garcia, J. A., Calleja-Conde, J., Lopez-Moreno, J. A., Alonso-Gil, S., Sanz-SanCristobal, M., Riba, J., and Perez-Castillo, A. (2020). "N,N-dimethyltryptamine compound found in the hallucinogenic tea ayahuasca, regulates adult neurogenesis in vitro and in vivo." Translational Psychiatry, 10(1), 331. doi: 10.1038/s41398-020-01011-0.

Nardai, S., László, M., Szabó, A., Alpár, A., Hanics, J., Zahola, P., . . . Nagy, Z. (2020). "N,N-dimethyltryptamine reduces infarct size and improves functional recovery following transient focal brain ischemia in rats." Experimen-

tal Neurology. doi: https://doi.org/10.1016/j. expneurol.2020.113245.

Palhano-Fontes, F., Barreto, D., Onias, H., Andrade, K. C., Novaes, M. M., Pessoa, J. A., . . . Araújo, D. B. (2018). "Rapid antidepressant effects of the psychedelic ayahuasca in treatment-resistant depression: a randomized placebo-controlled trial." Psychological Medicine, 1–9. doi: 10.1017/S0033291718001356.

Strassman, R. J., and Qualls, C. R. (1994). "Dose-response study of N,N-dimethyltryptamine in humans. I: Neuroendocrine, autonomic, and cardiovascular effects." Archives of General Psychiatry, 51, 85–97.

Strassman, R. J., Qualls, C. R., Uhlenhuth, E. H., and Kellner, R. (1994). "Dose-response study of N,N-dimethyltryptamine in humans. II: Subjective effects and preliminary results of a new rating scale." Archives of General Psychiatry, 51, 98–108.

Strassman, R. (2001). DMT: The Spirit Molecule. Rochester, Vermont: Park Street Press.

5-Methoxy-DMT

Davis, W., and Weil, A. T. (1992). "Identity of a New World psychoactive toad." Ancient Mesoamerica, 3(1), 51–59.

Most, A. (1984). Bufo alvarius: the psychedelic toad of the Sonoran Desert. Denton, Texas: Venom Press.

Reckweg, J. T., Uthaug, M. V., Szabo, A., Davis, A. K., Lancelotta, R., Mason, N. L., and Ramaekers, J. G. (2022). "The clinical pharmacology and potential therapeutic applications of 5-methoxy-N,N-dimethyltryptamine (5-MeO-DMT)." Journal of Neurochemistry, n/a(n/a). doi: https://doi.

org/10.1111/jnc.15587.

Uthaug, M., Lancelotta, R., Bernal, A., Davis, A., and Ramaekers, J. (2020). "A comparison of reactivation experiences following vaporization and intramuscular injection (IM) of synthetic 5-methoxy-N,N-dimethyltryptamine (5-MeO-DMT) in a naturalistic setting." Journal of Psychedelic Studies, 1–10. doi: 10.1556/2054.2020.00123.

Ibogaine

Brett, D. (2021). Iboga: The Root of All Healing: Noble Sapien.

Fernandez, J. W. (1982). Bwiti. An Ethnography of the Religious Imagination in Africa. Princeton, New Jersey: Princeton University Press.

Köck, P., Frölich, K., Walter, M., Lang, U., and Dürsteler, K. M. (2021). "A systematic literature review of clinical trials and therapeutic applications of ibogaine." Journal of Substance Abuse Treatment, 108717. doi: https://doi.org/10.1016/j.jsat.2021.108717.

Mash, D. C., Duque, L., Page, B., and Allen-Ferdinand, K. (2018). "Ibogaine Detoxification Transitions Opioid and Cocaine Abusers Between Dependence and Abstinence: Clinical Observations and Treatment Outcomes." Frontiers in Pharmacology, 9(529). doi: 10.3389/fphar.2018.00529.

제 8 장 MDMA

Costa, G., and Go ł embiowska, K. (2022). "Neurotoxicity of MDMA: Main effects and mechanisms." Experimental Neurology, 347, 113894. doi: https://doi.org/10.1016/j.expneurol.2021.113894.

Holland, J. (2001). Ecstasy: The Complete Guide: A Comprehensive Look At

The Risks And Benefits Of MDMA. Rochester, Vermont: Inner Traditions/ Bear & Co.

Mitchell, J. M., Bogenschutz, M., Lilienstein, A., Harrison, C., Kleiman, S., Parker-Guilbert, K., . . . Doblin, R. (2021). "MDMA-assisted therapy for severe PTSD: a randomized, double-blind, placebo-controlled phase 3 study." Nature Medicine, 27(6), 1025–1033. doi: 10.1038/s41591-021-01336-3.

Montgomery, C., and Roberts, C. A. (2022). "Neurological and cognitive alterations induced by MDMA in humans." Experimental Neurology, 347, 113888. doi: https://doi.org/10.1016/j.expneurol.2021.113888.

제 9 장 Ketamine

Dillon, P., Copeland, J., and Jansen, K. (2003). "Patterns of use and harms associated with non-medical ketamine use." Drug and Alcohol Dependence, 69(1), 23–28. doi: https://doi.org/10.1016/S0376-8716(02)00243-0.

Horowitz, M., and Moncrieff, J. (2021). "Esketamine: uncertain safety and efficacy data in depression." The British Journal of Psychiatry, 219(5), 621–622. doi: 10.1192/bjp.2021.163.

Jansen, K. L. R. (2001). Ketamine: Dreams and Realities. Sarasota, Florida: Multidisciplinary Association for Psychedelic Studies.

McInnes, L. A., Qian, J. J., Gargeya, R. S., DeBattista, C., and Heifets, B. D. (2022). "A retrospective analysis of ketamine intravenous
therapy for depression in real-world care settings." Journal of Affective Disorders. doi: https://doi.org/10.1016/j.jad.2021.12.097.

McIntyre, R. S., Rosenblat, J. D., Nemeroff, C. B., Sanacora, G., Murrough,

J. W., Berk, M., . . . Ho, R. (2021). "Synthesizing the evidence for ketamine and esketamine in treatment-resistant depression: an international expert opinion on the available evidence and implementation." American Journal of Psychiatry, 178(5), 383– 399. doi: https://doi.org/10.1176/appi.ajp.2020.20081251.

Muetzelfeldt, L., Kamboj, S. K., Rees, H., Taylor, J., Morgan, C. J., and Curran, H. V. (2008). "Journey through the K-hole: phenomenological aspects of ketamine use." Drug and Alcohol Dependence, 95(3), 219–229. doi: 10.1016/j.drugalcdep.2008.01.024.

Witt, E. (2021). "Ketamine therapy is going mainstream. Are we ready?" New Yorker, 17. Retrieved from NewYorker.com website: https://www.newyorker.com/culture/annals-of-inquiry/ ketamine-therapy-is-going-mainstream-are-we-ready.

Wolfson, P., and Hartelius, G. (2016). The Ketamine Papers: Science, Therapy, and Transformation. San Jose, California: Multidisciplinary Association for Psychedelic Studies.

Zanos, P., Moaddel, R., Morris, P. J., Riggs, L. M., Highland, J. N., Georgiou, P., . . . Zarate, C. A. (2018). "Ketamine and ketamine metabolite pharmacology: insights into therapeutic mechanisms." Pharmacological Reviews, 70(3), 621–660.

제 10 장 Salvia divinorum/Salvinorin A

Doss, M. K., May, D. G., Johnson, M. W., Clifton, J. M., Hedrick, S. L., Prisinzano, T. E., . . . Barrett, F. S. (2020). "The Acute Effects of the Atypical Dissociative Hallucinogen Salvinorin A on Functional Connectivity in the Human Brain." Scientific Reports, 10(1), 16392. doi: 10.1038/s41598-020-73216-8.

Ranganathan, M., Schnakenberg, A., Skosnik, P. D., Cohen, B. M., Pittman, B., Sewell, R. A., and D'Souza, D. C. (2012). "Dose-related behavioral, subjective, endocrine, and psychophysiological effects of the κ opioid agonist salvinorin A in humans." Biological Psychiatry, 72, 871–879.

Roth, B. L., Baner, K., Westkaemper, R., Siebert, D., Rice, K. C., Steinberg, S., . . . Rothman, R. B. (2002). "Salvinorin A: A potent naturally occurring non-nitrogenous kappa opioid selective agonist." Proceedings of the National Academy of Sciences USA, 99, 11934–11939.

제 11 장 트립하는 법

Gearin, A. K. (2022). Primitivist medicine and capitalist anxieties in ayahuasca tourism Peru. Journal of the Royal Anthropological Institute, 20.

Peluso, D. D., Sinclair, E., Labate, B., and Cavnar, C. (2022). "Guidelines Creating Awareness on Sexual Abuse in Ayahuasca Communities: A review of Chacruna's Guidelines." Chacruna. Retrieved from Chacruna.net website: https://chacruna.net/creating-awareness-on-sexual-abuse-in-ayahuasca-communities-areview-of-chacrunas-guidelines/.

Stolaroff, M. J. (1997). The Secret Chief: Conversations With a Pioneer of the Underground Psychedelic Therapy Movement. Santa Cruz, California: The Multidisciplinary Association for Psychedelic Studies.

제 12 장 마이크로도징

de Wit, H., Molla, H. M., Bershad, A., Bremmer, M., and Lee, R. "Repeated low doses of LSD in healthy adults: A placebo-controlled, dose–response study." Addiction Biology, n/a(n/a), e13143. doi: https:// doi.org/10.1111/adb.13143.

Fadiman, J. (2011). The Psychedelic Explorer's Guide. Rochester, Vermont: Park Street Press.

Polito, V., and Liknaitzky, P. 2021. "The Emerging Science of Microdosing: A Systematic Review of Research on Low Dose Psychedelics (1955 – 2021)." PsyArXiv. December 15. doi:10.31234/osf.io/edhqz.

Rootman, J. M., Kryskow, P., Harvey, K., Stamets, P., Santos-Brault, E., Kuypers, K. P., . . . Walsh, Z. (2021). "Adults who microdose psychedelics report health related motivations and lower levels of anxiety and depression compared to non-microdosers." Scientific Reports, 11(1), 22479. doi: https://doi.org/10.1038/s41598-021-01811-4.

제 13 장 법률

Lampe, J. R. (2021). "The Controlled Substances Act (CSA): A Legal Overview for the 117th Congress." 37. Retrieved from Congressional Research Service website: https://crsreports.congress.gov/product/pdf/R/R45948.

제 14 장 맺음말

Love, S. (2021). "The false promise of psychedelic utopia." VICE. Retrieved from Vice website: https://www.vice.com/en/article/dypzxj/the-false-promise-of-psychedelic-utopia.

감사의 말

이 책은 저에게 지식과 지혜와 친절을 베풀어주신 멘토, 교사, 수퍼바이저, 동료 및 친구들이 있었기에 가능했습니다. 그 분들은 Kay Blacker, MD; Frank Cannon; Jim Fadiman, PhD; Daniel X. Friedman, MD; Lucinda Grande, MD; Willis Harman, PhD; John Hopkins, MD; Rakesh Jain, MD; Jiyu Kennett; Haim Kreisel, PhD; Deborah Mash, PhD; Glenn Peake, MD; Eva Petakovic; Clifford Qualls, PhD; Ivan Smith; Rabbi H. Norman Strickman, PhD; Joe Tupin, MD; Norman Wessells, PhD; Leo Zeff, PhD 등입니다. 국립 약물남용 연구소 및 조현병 연구를 위한 스코틀랜드 Rite 재단은 저의 DMT 및 psilocybin 연구에 연구비를 지원했습니다. 이런 자금지원 외에도 뉴멕시코 대학교 임상연구 센터는 지지적인 연구환경을 제공했습니다. 마지막으로, 뉴멕시코 대학교 연구에 참여한 자원자들과 그리고 자신의 사이키델릭 경험을 공유해주신 수많은 사람들께 진심으로 감사드립니다.

저자 소개

로스앤젤레스 출신인 Rick Strassman은 스탠퍼드 대학교에서 생물학 학사를, 뉴욕의 예시바 대학교 알버트 아인슈타인 의과대학에서 의학 학위를 받았다. 그는 새크라멘토에 위치한 캘리포니아 대학교 데이비스 메디컬 센터에서 정신과를 수련하고, 캘리포니아 샌디에이고 대학교에서 임상 정신약리학 펠로우십을 마쳤다. 뉴멕시코 대학교 의과대학에서 그의 임상연구팀은 인간에게 멜라토닌의 기능을 최초로 발견했다. 1990년에서 1995년 사이에는 미국에서 최초로 사이키델릭 약물을 이용한 임상연구를 수행하면서 DMT와 psilocybin을 연구했다. 1995년부터 2008년까지 그는 지역사회 및 개인 클리닉에서 정신과 진료를 했다.

약 50편의 동료-리뷰 논문의 저자 또는 공동저자인 Dr. Strassman은 수많은 과학 저널의 객원 편집인 및 리뷰어로 활동했으며 학계, 정부, 비영리 및 영리 단체에 자문을 제공했다. 2001년 저서인 DMT: The Spirit Molecule은 14개 언어로 번역되었으며, 같은 이름의 성공적인 다큐멘터리의 기초가 되었다. 그 외에 그는 Inner Paths to Outer Space(2008)를 공동 집필했으며, DMT and the Soul of Prophecy(2014)와 소설 Joseph Levy Escapes Death(2019)의 저자이다. 현재 뉴멕시코 대학교 의과대학 정신건강의학과 겸임 부교수이며, 뉴멕시코주 갤럽에 거주하고 있다.